1개월 시한부, 나는 계속 살기로 결심했다

: 9년 차 희귀 암 생존자가 들려주는 암과의 싸움에서 지지 않는 비결

그레이스 히로

어문학사

어쩌면 이 책을 읽는 독자분들이나 그 주위 분들 중에 암에 걸려 시한부 선고를 받은 사람이 있을지도 모르겠습니다. '여명餘命'이라는 잔인한 단어에 상처받지 않는 사람은 없겠지요. 저 역시 마찬가지였습니다.

2015년 여름, 저는 유방암 전신 전이로 인해 1개월 시한부 선고를 받았습니다.

호스피스 완화 의료 병동으로 가자는 이야기가 나왔지만, 어떤 치료도 시도하지 않은 채 산호 호흡기를 달고 침대에 누워 죽을 날만 기다릴 수는 없었습니다. 만약 당신이라면 의사의 말을 따라 완화 의료 병동으로 갔을 것 같나요? 도저히 그 선택만큼은 받아들일 수 없었던 저는 '거부'를 결심했습니다. 효과가 있는 약이 없다면, 원래부터 가망이 없는 단계라면, 차라리 죽기 아니면 까무러치기라는 마음으로 항암 치료에 매달려볼 가치가 있다고 생각했습니다. "일단 시도라도 해보자. 안 되면 어쩔 수 없지." 직접 부딪쳐 끝을 보아야 비로소 단념할 수 있을 것 같다는 생각에, 저는 호스피스 완화 의료 병동 예약을 취소하고 항암 치료를 시작했습니다.

항암 치료 초기에는 매주 링거 주사를 맞았습니다. 구체적으로 파클리탁셀과 아바스틴이 조합된 주사였습니다. 점차 가슴에 찬 물이 줄어들기 시작하면서 산호 호흡기가 필요 없어졌고, 병세가 안정된 후에는 2주에 한 번으로 횟수를 줄일 수 있었습니다. 저는 현재까지 이 치료를 220회 이상 계속해왔으며, 이는 국내에서는 기록적인 치료 사례로 남게 되었습니다. 특히 파클리탁셀을 220회 이상 투여한 사례는 매우 드문데, 보통 이런 경우 약물 내성이 생기거나 심각한 부작용의 위험이 높아져 다른 치료법이나 임상 시험 참여 등을 고려하는 것이 일반적이기 때문입니다. 그런데 제 경우에는 부작용이 거의 없어서 지금까지 치료를 이어올 수 있었던 것입니다.

부작용이 없는 이유에는 개인차가 있겠지만, 제 경험을 토대로 크게 네 가지 이유를 꼽을 수 있을 것 같습니다.

첫 번째는 자기 암시입니다.

저는 '암에 목숨을 빼앗기지 않겠다'라는 강한 자기 암시를 가지고 치료에 임했습니다. 예를 들어, 항암제 한 방울 한 방울이 암세포를 두드리는 이미지를 떠올리며 기도를 드렸습니다. 그리고 내가 죽을 리가 없다고 진지하게 생각했습니다. 이렇게나 필사적으로 애쓰고 있는데 효과가 없을 리가 없다는 강한 자기 암시를 반복하고, '산호 호흡기가 없어지면 무엇을 할까?', '병이 호전된다면 어디에 갈까?' 등 완치 후의 이미지를 부풀려서 상상하며 오로지 '좋아지는 것'만 생각하려고 노력했습니다.

저는 '나을 수 있다'라는 강한 자기 암시를 정신적인 버팀목으로 삼아 지난한 항암 기간을 견뎠습니다. 하지만, 어쩌면 이것이 단순한 '정신적 버팀목'에 그치지 않고, 실제로도 치료에 도움을 주어 수명을 연장하는 효과를 가져오지 않았나 생각합니다.

'환자의 의지가 중요하다'라는 말을 들어보셨지요? 자기 암시는, 말하자면 우리가 세상을 대하는 태도의 기틀입니다. 스스로에게 어떤 암시를 주느냐에 따라, 우리는 긍정적으로 생각하며 무엇이든 실행해볼 수 있고 반대로 부정적으로 생각하며 아무것도 시도하지 않을 수 있습니다.

저는 매일 자기 긍정적인 말, 예를 들어 "나는 암을 이길 수 있다.", "나는 병을 이겨내고 회복할 수 있는 힘이 있다."와 같은 말을 되뇌며 긍정적인 자기 암시를 유지해왔습니다.

두 번째는 탄수화물 단절입니다.

이 요법을 시도하게 된 것은 아직 전이가 발견되기 전으로 거슬러 올라갑니다. 수술 직후 입원했을 때, 수술로 채취한 세포의 조직 검사 결과가 확진되기까지 6주가 걸린다는 말을 들었습니다. 하지만 어떤 치료를 받아야 할지도 알 수 없는 채로 6주를 마냥 기다리기만 할 수는 없었습니다. 스스로 할 수 있는 무언가를 찾아서 해내지 않으면 견딜 수 없었던 거지요. 인터넷으로 여러 가지를 검색한 결과, 메구로구에서 클리닉을 운영하고 있는 의사 니시와키 슌지가 『암을 사라지게 하는 비타민 C 링거 주사와 탄수화물 단절 요법』이라는 책을 냈다는 사실을 알게 되었습니다. 저는 이 책을 읽고 암에 대한 다소 특이한 전략을 내세우기 시작했는데, 그것이 바로 탄수화물 단절입니다. 즉, 암에 먹이를 주지 않고 굶겨 죽이는 작전입니다.

"뭐야, 진심이야?"라고 생각하실지도 모르겠네요. 하지만 저는 진지하게 생각했습니다. 항상 암세포가 말라 죽어가는 이미지를 떠올렸어요.

최근에는 '당질 제한'이라는 말이 비교적 자주 사용되고 있으니 여러분도 들어보셨을지도 모르겠네요. 제가 처음으로 암 투병을 시작한 9년 전만 해도 이는 생소한 개념이었습니다. 당연히 이를 뒷받침할 수 있는 정보도 별로 없었고, 구할 수 있는 식재료도 매우 제한적이었습니다.

저는 수술 후 퇴원하자마자 바로 다음 날부터 탄수화물 단절을 시작했습니다. 처음 며칠 동안은 집에서 탄수화물 섭취를 하루 5g 이하로 제한하며 탄수화물을 끊는 생활을 이어갔지요.

앞서 말했듯이 당시에는 탄수화물 제한 식사를 위한 식재료가 부족했기 때문에, 유부로 만든 피자나 두부를 잘게 썰어 볶은 소이라이스 등 차마 맛있다고는 할 수 없는 메뉴 위주의 식단이 전부였습니다. 그래도 저는 기쁜 마음으로 먹었습니다. 저 스스로가 암을 말라 죽게 하고 있다고 생각하면 부족한 식사여도 즐겁게 느껴졌거든요.

그러나 얼마 되지 않아 저는 호흡 곤란을 일으켜 다시 긴급 재입원을 하게 되었습니다.

정밀 검사 결과, 전신에 암이 전이되었다는 판정을 받았지요. 암으로 인한 두 번째 입원이었습니다. 탄수화물 단절을 이어가기 어려운 상황이었지만, 끈질기게 버티며 가능한 한 계속 당질 제한을 유지했습니다.

아시겠지만, 병원에 입원해 있으면 외부에서 무언가를 구하거나 다른 치료를 받기 몹시 어렵습니다. 하지만 당시에는 탄수화물 단절만이 제가 직접 시도해볼 수 있는 유일한 방법 같았기에, 포기하고 싶지 않았습니다.

병원식만으로 탄수화물 제한을 이어가는 것이 얼마나 힘든 일일지는 벌써 짐작이 가시지요? 다행히 제가 입원한 병원은 식사를 두 개의 메뉴로 나누어 환자가 직접 고를 수 있게 해주었기 때문에, 저는 될 수 있으면 당분이 적은 메뉴를 선택했습니다.

탄수화물을 끊기로 결심했으니 당연히 주식인 밥도 멀리했습니다. 물론 밀가루로 만든 빵이나 면도 예외 없이 입에 대지 않았어요. 당분이 들어간 것은 정말이지 한 입도 먹지 않고 견뎠습니다.

당시는 편의점에 '저당 빵'과 같은 제로 슈가 제품이 막 나오기 시작하던 참이라, 가족이나 친구들이 저당 빵이나 당질이 없는 햄 같은 것을 사다주면 그것을 주식으로 삼았습니다.

병원에서는 환자의 식사량도 기록하는데, 저처럼 병원 음식을 그대로 두고 다른 음식을 먹으면 식사량이 10~20% 이하인 것으로 보고되어 영양 보충을 위한 링거를 맞게 됩니다. 저는 보통 간호사가 발견하지 못하도록 남은 음식을 랩으로 싸서 보관한 뒤 딸에게 먹이거나 하는 방식으로 간신히 링거 처방을 피해갔지요. 그 대신 매점에서 당분이 없는 삶은 달걀이나 치즈 등을 사서 식사량과 영양을 보충하고, 누군가 "필요한 게 있나요?"라고 물으면 '소금 닭꼬치'를 자주 부탁했습니다.

지금 생각해 보니 용케 잘 버텨냈다는 감탄이 절로 나옵니다. 스스로를 대견스러워해도 되지 않을까 싶을 정도예요. 이런 식으로 당질을 하루 5g 이하로 제한하는 엄격한 탄수화물 단절은 퇴원 후에도 1년 가까이 계속했습니다.

또한 세 번째는, 이 책을 빌려 강조하고 싶은 두 가지 방법 중 하나인 고농도 비타민 C 링거 주사 요법입니다.

이는 비타민 C의 혈중 농도를, 단순 복용만으로는 불가능할 정도의 초고농도로 만들어 그 반응을 이용해 암세포에 치명적인 손상을 입히는 치료법입니다. 암세포를 직접 공격하는 것은 물론이고, 장기적으로 큰 수확이라고 볼 수 있는 다양한 부가적 효능들이 있습니다. 제가 9년 동안 이어온 이 고농도 비타민 C 링거 요법이 바로 제가 항암 치료를 계속할 수 있도록 제 몸을 지탱해준 가장 큰 원군이 아니었을까 싶네요.

앞서 언급한 탄수화물 단절은 입원 중에도 힘들게나마 계속할 수 있었지만, 고농도 비타민 C 링거 주사는 입원한 채로는 시도할 수 없었습니다. 그래서 퇴원이 결정된 후 바로 클리닉 예약을 했지요.

퇴원하는 날, 저는 집으로 가는 대신 곧장 클리닉으로 향했습니다. 그야말로 일 분 일 초도 더는 기다릴 수 없다는 마음으로 입원했기 때문일까요? 그날 받은 치료의 효과는 평소보다 몇 배는 더 컸던 것처럼 느껴집니다.

저는 그 후 9년 동안 고농도 비타민 C 링거 요법을 유지해왔습니다. 아마 항암제보다도 이 비타민 C 링거 주사를 더 많이 맞았을지도 몰라요.

암 환자들이 항암 치료를 유지할 수 없게 되는 가장 대표적인 요인이 바로 약물 부작용입니다. 부작용으로 인해 체력이 약해지고, 생활은 물론 생명까지 위협받게 되는 경우가 적지 않습니다. 이러한 약물 부작용으로 인해 어느 순간부터 치료를 계속 받을 수 없게 되거나 스스로 치료를 중단하는 암 환자들도 많고요. 영화나 소설에서도 자주 묘사되기 때문에 아시리라고 생각하지만, 항암 치료 부작용으로 흔하게 나타나는 증상이 바로 메스꺼움과 구토, 심한 현기증입니다. 머리가 어지럽고 속이 좋지 않으니 자연스럽게 식욕 부진이 생기고, 식욕이 없어지면 그만큼 먹는 양이 줄어 체력도 떨어지죠. 안 그래도 항암 치료는 면역력을 떨어뜨리기 때문에, 병을 이겨낼 체력이 없어진 환자는 다른 감염에 노출되기도 쉽습니다.

하지만 처음부터 강조해서 언급했듯이, 저는 항암 치료를 받는 동안 심각한 부작용이라고 할 만한 것은 거의 겪지 않았습니다. 아무래도 고농도 비타민 C 주사가 부작용 예방과 체력 유지에 도움을 주었기 때문이 아닐까 싶습니다. 이 요법의 원호 사격 덕분에 제가 9년이라는 긴 시간 동안 항암 치료를 버틸 수 있었다고 해도 과언이 아닐지 모릅니다.

'항암제는 수명을 단축시킨다'라는 부정적이고 편향적인 생각을 그대로 받아들여, 치료를 시작해보기도 전에 포기해 조기 재발이나 전이를 겪는 분들을 많이 보았습니다. 그런 분들에 대한 이야기를 들을 때마다 안타깝고 안쓰러운 마음이 들어요.

그리고 네 번째 방법은, 항암 약선(藥膳) 요법입니다.

'약선 요법'이란 전통적인 식이 요법으로서, 암을 직접 공격하는 것은 아니기 때문에 단기간에 뚜렷한 효과를 기대하기는 어렵습니다. 하지만 9년 동안 꾸준히 이 방법을 사용해 본 저로서는, 실로 효과가 있었으며 이 치료 요법을 시도하기를 잘했다고 감히 단언할 수도 있습니다.

여러분께서는 혹시 다이어트를 해보셨나요? 매일매일 열심히 식이를 조절하고 운동을 해도 당장은 변화가 느껴지지 않아 조바심을 내기 십상이지요. 하지만 1개월, 6개월, 1년 동안 꾸준히 다이어트를 하면 그때 비로소 체감할 수 있는 결과가 나타나잖아요? 약선 요법도 이와 비슷합니다. 지금 당장은, 오늘 하루는 별다른 차도가 없는 것 같아 '이거 정말 효과 있는 거 맞아?' 하고 걱정할지도 모르지만, 나아질 수 있다는 믿음을 가지고 꾸준히 임하다 보면 언젠가 반드시 '하길 잘했어!'라는 생각이 드는 날이 올 겁니다. 실제로 저는 매일, 매 끼니마다 식재료 선택에 신경을 쓰며 약선 요법을 수행했고, 지금 이렇게 여러분들에게 권장할 수 있을 정도의 효과를 보았습니다.

저는 약선 요법을 통한 자양 강장과 신체 회복이, 앞서 언급한 고농도 비타민 C 수액 요법과 함께 제가 항암 치료를 지속할 수 있도록 든든한 체력적 밑거름이 되어주었다고 생각합니다.

항암 약선은 비록 '항암'이라는 수식을 쓴다고는 해도 암 자체를 치료하거나 암세포를 직접 공격하는 것은 아닙니다. 하지만 몸의 체력과 면역을 기르는 일은, 반대로 말하면 암이 증식할 수 있는 힘을 잃게 하는 것과 같지 않겠어요? 저는 제가 실천해 온 항암 약선이, 이와 같은 방식으로 제가 암을 이겨내는 데 도움을 주었다고 믿습니다.

항암 약선 요법의 경우, 꼭 특별한 곳에서 특별한 약이나 식품을 구해야 하는 것이 아니기 때문에 일상적인 식생활 범위 내에서도 충분히 실천할 수 있습니다. 집 주변의 슈퍼마켓이나 마트에서도 항암 약선에 맞는 식재료는 얼마든지 구할 수 있거든요. 저 역시 제 입맛에 맞는 식재료를 이용한 약선 요법을 실천하고 있어서, 지금까지 큰 무리 없이 계속 이어오고 있는 중입니다.

사실, 암 치료라는 것은 그야말로 천차만별입니다. 그 방법만 해도 한둘이 아니고, 같은 암에 같은 약을 쓴다고 해도 모든 환자에게 똑같은 효과가 나타나지는 않습니다. 부작용 역시 마찬가지입니다. 직접 해보지 않으면 부작용이 나타날지 아닐지도 알 수 없고, 그 때문에 다양한 치료를 시도하기 어렵습니다. 하지만 식생활을 조금 바꾸는 것 정도로는 부작용이 생기지 않을뿐더러, 필요한 영양소의 균형을 맞추고 체력을 유지하는 데 도움을 받을 수 있습니다. 다시 말하지만 이 방법은 자신에게 어떤 식재료가 약이 될지를 판단할 지식과 약간의 부지런함만 있으면 아주 쉽게 시작할 수 있습니다. 자신의 힘으로 할 수 있는 일이라면 그것만으로도 시도해 볼 가치는 충분하지 않을까요?

저는, 항상 이렇게 생각합니다.

안 되는 일은 원래 안 되는 일이다?
해보기 전까지는 아무도 모른다.
일단 해보자.
해본 후에, 그래도 안 되면, 그때 가서 단념하면 된다.

그리고 식사는 어차피 매일 해야만 하는 일이니까요. 마음만 먹으면 누구나 시도할 수 있는 것이 바로 이 약선 요법이니, 하루하루 식재료 선택을 할 때 한 번쯤 떠올려 꼭 반영해 보셨으면 좋겠습니다.

물론 여러분에게도 저와 같은 효과가 나타날 것이라고 확언할 수는 없습니다. 주지했듯이, 암 치료는 그야말로 천차만별이고, 생명이란 그 누구도 알 수 없는 것이니까요.

다만, 한때 '앞으로 1개월밖에 남지 않았다'라는 말 앞에 선 시한부였던 저는, 이러한 방법들과 함께 지금까지 9년째, 계속 살아가고 있습니다. 작년과 올해 받은 PET-CT 촬영에서도, 현재 체내에 암이 없는 상태라는 결과를 받았답니다.

아마 이대로라면 곧 항암제 치료를 중단하게 될지도 모르겠습니다. 하지만 그런 날이 오더라도, 저는 재발이나 전이를 막기 위해 앞으로도 쭉 고농도 비타민 C 링거 주사 요법과 항암 약선 요법을 계속할 생각입니다.

한번 상상해 보세요. 레몬 500~1,000개 분량의 비타민 C로 단번에 혈중 농도를 높이거나, 매일같이 자양강장 효과가 있는 음식을 끼니마다 섭취하는 것을요. 이렇게만 보더라도, 아무런 효과도 없을 것 같다는 생각은 하기 힘들지 않나요?

게다가 고농도 비타민 C 링거 요법이나 항암 약선 요법은 화학 약품처럼 심각한 부작용을 유발하지는 않기 때문에, 안 하는 것보다 해보는 것이 무조건 낫다고 생각해도 될 정도입니다.

'시한부', '남은 수명'이라는 말에 상처받아
암과의 싸움을 포기한 채 주저앉아서는 안 됩니다.

아무리 어려운 상황일지라도, 아직 할 수 있는 일이 남아
있을 겁니다. 할 수 있는 일이 있다면 그게 무엇이든 해보겠
다는 의지를 가지고, 제가 말한 것들을 기억해주세요. 저를
살린 이 방법들이, 당신이나 당신의 소중한 사람의 생명을 암
으로부터 지키는 데 도움이 되었으면 하는 것이 제 유일한 바
람입니다.

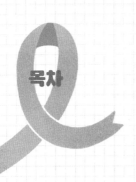

목차

제1장
암 치료의 현재

현대는 바야흐로 '2명 중 1명은 암에 걸리는 시대'입니다.

암은 더 이상 희귀한 질병이 아니지만, 21세기 현대에도 여전히 전 세계적으로 가장 심각한 건강 문제 중 하나입니다. 여러 국가의 사망 원인 통계만 보더라도 암이 현대인의 주요 사인 중 하나임은 명백하지요. 과거에는 암을 미디어로 접할 일이 더 많았던 것 같지만, 지금은 남의 일이 아니게 되었다는 말을 자주 듣습니다. 그러나 암이 흔한 질병처럼 여겨지기 시작한 지금도 암 치료가 어려운 것은 여전하며, 아직도 매년 많은 사람들이 암으로 인해 목숨을 잃고 있습니다.

제가 처음 유방암 진단을 받은 지 벌써 9년이 지났습니다.

그때까지만 해도 '암'이라는 단어는 '죽음' 그 자체를 상징했습니다. 지금도 이런 이미지가 완전히 사라진 것은 아니지만, 적어도 요즘은 '암=치유할 수 있는 병'이라는 공식이 더 많이 퍼져있는 것 같습니다. 실제로 유방암의 경우, 진행 단계가 0~1단계인 초기에 발견하면 10년 이상 생존할 확률이 90% 이상이라고 합니다.

표준적인 암 치료 방법이 크게 발전하고 있는 것도 분명한 사실입니다. 제가 암 투병을 하던 지난 9년 동안만 돌이켜 보아도 치료 선택지는 계속 넓어졌고, 의료 기술 또한 꾸준히 발전해 환자의 개별적인 특성에 맞춘 접근도 가능해졌다고 생각합니다.

제가 유방암을 진단받은 것은 2015년입니다. 당시의 주요 암 치료법은 흔히 3대 요법으로 불렸는데, 각각 수술, 방사선 치료, 화학 요법(항암제 등 약물 치료가 여기에 속합니다)입니다. 현재는 여기에 면역 요법이 추가되어 4대 요법으로 불리고 있습니다.

병의 진행 정도에 따라 경과는 다르겠지만, 기본적으로는 옛날이나 지금이나 전이가 없는 초기 암은 수술로 완치를 기대해볼 수 있습니다. 이는 물리적으로 암세포와 주변 조직을 제거하는 치료법입니다.

암의 종류나 진행 정도에 따라서는 화학 요법과 방사선 치료만으로도 수술을 한 것과 같은 효과를 얻을 수 있다는 이야기도 심심찮게 들을 수 있게 되었습니다.

최근에는 암 치료법이 다양해지면서 면역 요법, 분자 표적 요법 등이 추가되었고 이들 치료법은 모두 각각 다른 메커니즘을 가지고 있기 때문에 암의 종류, 진행 정도, 환자의 전신 상태나 지병 유무 등을 고려하여 조합을 달리해 적용하고 있습니다.

2. 표준 치료의 특징

❶ 수술

일반적으로 암이 아직 초기 단계이고, 전이 없이 한정된 부위에만 진행된 경우 수술로 치료하는 경우가 많습니다. 단, 암이 발생한 부위나 암의 크기에 따라 수술이 불가능한 경우도 있습니다.

또한 환자가 수술을 견딜 수 있는 충분한 체력이 있는지, 다른 합병증의 위험을 높이는 기저 질환이 없는지 등을 충분히 고려해야 합니다.

그리고 대부분의 경우, 수술 후 재발의 위험이 있기 때문에 수술 후 추적 관찰이 중요합니다.

❷ 방사선 치료

방사선 치료는 고에너지의 방사선을 이용해 암세포의 DNA를 파괴하는 치료법입니다. 암세포의 추가적인 분열을 억제하여 암의 성장을 멈추게 하고, 축소시키는 방법이지요.

이는 수술이 어려운 부위의 암에도 적용할 수 있으며, 수술 전 암의 크기를 줄이는 데에도 쓰입니다. 또한 수술 후 재발 방지나 진행성 암의 통증 및 출혈 등의 증상을 완화하는 데도 도움을 주죠.

크게 외부에서 조사照射, 즉 방사선을 쬐는 방식이나 내부에서 방사성 물질을 주입하는 방법으로 나뉩니다. 특정 부위에 높은 정확도로 방사선을 집중시키는 것도 가능합니다.

저는 방사선 치료는 받고 있지 않지만, 다른 암 환우들로부터 직장을 다니면서 방사선 치료를 받는다는 소식을 자주 듣습니다.

암이 있는 부위에만 작용하고, 따라서 수술처럼 몸에 상처가 나지 않는다는 것도 방사선 치료의 장점 중 하나입니다.

건강 검진 등을 통해 흉부 엑스레이 촬영을 해보신 적 있으신가요? 별다른 통증이나 열은 느껴지지 않지요? 마찬가지로, 방사선 치료 역시 통증이나 열 등이 없기 때문에 일과 병행할 수 있습니다.

주의해야 할 점은, 항암제 치료에 비해 정상 세포에 미치는 영향은 적지만 그렇다고 해서 이러한 영향을 완전히 피할 수 있는 것은 아니며 부작용이 없는 것도 아니라는 사실입니다.

그래서 일반적으로는 재발 및 전이 예방이나 암 덩어리의 축소 효과를 기대하는 경우 등, 약간의 부작용을 감안하더라도 손실보다는 이득이 크다고 판단될 때 방사선 치료를 제안하는 것 같습니다.

저 역시 수술 후 재발 및 전이 예방을 위해 방사선 치료를 받을 계획이 있었습니다만, 전신 전이가 발생하여 어쩔 수 없이 중단하게 되었습니다.

❸ 화학 요법

전신 요법이나 약물 요법 등으로도 불립니다. 약물을 이용해 암세포를 공격하는 치료법으로 항암제 치료, 호르몬 치료, 분자 표적 치료, 면역 치료 등이 여기에 속합니다.

일단 약물을 투여하면, 항암제는 체내를 돌아다니며 무질서하게 분열하고 늘어나는 암세포를 표적으로 삼아 파괴합니다.

이미 암세포가 전이된 환자가 화학 요법을 받을 경우, 전신으로 퍼진 암세포를 표적으로 삼아 암의 진행 정도와 종류에 따라 어떤 약물을 사용할지 결정하게 됩니다.

수술로는 제거할 수 없는 미세 전이가 예상되는 경우 수술 후 보조 요법으로 도입되는 경우가 많습니다.

이외에는 암이 발생 초기 상태이거나, 암 발생 범위는 한정적이지만 수술적 접근이 불가능한 부위일 경우 주로 사용됩니다.

항암 화학 요법은 전신 요법이기 때문에, 필연적으로 정상적인 세포도 영향을 받을 수밖에 없습니다. 따라서 탈모, 전신 피로감, 무감각, 무기력, 메스꺼움, 식욕 저하 등의 부작용이 흔하게 나타나고, 골수 억제로 인해 면역력이 저하되므로 환자의 삶의 질이 크게 떨어지게 됩니다. 이는 미디어에 묘사

되는 암 환자의 모습을 떠올려보시면 쉽게 이해하실 수 있을 것 같습니다. 머리카락이 빠진 것을 감추기 위해 가발을 착용하거나, 시도 때도 없이 구역질을 하는 모습 말입니다.

하지만 저는 이 화학 요법이야말로 '1개월'뿐이라던 제 남은 수명을 9년이 넘는 현재까지 연장시켜 준 가장 강력한 무기였다고 생각합니다.

❹ 면역 요법

아마 다소 생소한 치료법일 것 같습니다. 면역 요법은 암 치료에 대한 새로운 접근 방식 중 하나로, 신체의 면역 체계를 활성화시켜 암세포를 공격하도록 하는 치료법입니다. 이 치료법은 기존 치료에 반응하지 않는 암에 대한 새로운 치료 가능성을 제공한다는 점에서 암 치료의 저변을 넓히고 치료할 수 있는 암의 범주를 확장시켰다고 할 수 있습니다. 면역 체크포인트 억제제, CAR-T 세포 치료 등이 대표적입니다.

※면역 체크포인트 억제제

암세포는 면역 체계의 공격을 피하기 위해 '체크포인트'라는 분자를 이용해 면역 세포의 작용을 멈추게 합니다.

따라서 면역 체크포인트 억제제는 암세포의 면역 억제 활동을 방해하고, 면역 세포가 암세포를 공격할 수 있도록 돕는 메커니즘을 가지고 있습니다.

대표적인 약제로는 펨브롤리주맙(키트루다), 니볼루맙(옵디보) 등이 있습니다.

※CAR-T 세포 치료

T세포(면역 세포)를 추출하여 암세포만을 공격하도록 유전자를 조작한 뒤 체내에 돌려보내는 방법입니다. 혈액암에 효과적인 치료법으로 알려져 있으며, 주로 재발성 또는 난치성 혈액암 치료에 적용됩니다.

이러한 면역 요법들은 다른 치료법에 비해 부작용이 적고 장기적인 효과를 기대할 수 있는 경우가 많습니다. 대신, 효과가 나타나기까지 시간이 오래 걸리는 경향이 있고, 모든 사람에게 효과가 있는 것은 아닙니다. 따라서 개개인의 병증에 따라 지속 여부를 신중히 고려하는 것이 좋습니다.

❺ 분자 표적 치료

또 다른 암 치료법으로 분자 표적 치료가 있습니다. 이는 암세포 특유의 분자나 유전자 이상을 타깃으로 하는 분자 표적 약물을 사용하는 치료법입니다.

기존 치료법을 사용했을 때 큰 효과를 보지 못한 사람들에게 새로운 치료 가능성을 가져주었다는 지점에서, 암 치료가 얼마나 발전했는지 실감하게 만드는 치료법입니다.

현재 항암 화학 요법으로도 별 차도가 없는 경우나, 암이 재발한 경우 효과적인 치료 옵션으로 활용되고 있습니다.

이 치료법은 암세포의 성장과 증식에 관여하는 특정 분자, 즉 단백질과 유전자만을 표적으로 삼기 때문에 기존 항암제에 비해 정상 세포를 손상시키는 정도가 적은 것으로 알려져 있습니다. 따라서 삶의 질을 떨어뜨리는 부작용이 거의 없어, 효과적인 치료가 가능한 것이 특징입니다.

다만, 분자 표적 치료제는 특정 유전자 이상이나 분자 표적을 가진 암에만 효과가 있기 때문에 안타깝게도 모든 암 환자에게 적용 가능한 치료법은 아닙니다. 즉, 치료 대상자가 한정적이라는 것이지요. 유전자 변이가 없는 환자에게는 효과를 기대할 수 없고, 표적 분자나 변이 유전자가 존재하지 않는 유형의 암에도 사용할 수 없습니다.

또한 진행성 암이나 전이성 암인 경우, 수술이나 방사선 치료를 할 수 없는 경우, 재발 및 전이된 경우에만 사용된다는 기준이 있어 치료 적용이 상당히 제한적입니다.

※소분자 억제제
소분자 억제제는 암세포 내 특정 분자를 표적으로 삼아 그

기능을 직접적으로 억제함으로써 암세포의 성장과 분열을 저지합니다.

보다 구체적으로 설명하자면, 암세포의 성장과 생존에 중요한 역할을 하는 특정 효소(예로 '티로신 키나아제' 등이 있습니다)나 신호 전달 경로의 분자를 표적으로 삼아 암세포의 증식을 억제하거나 세포 사멸을 유도하는 약물입니다. 대표적인 약제로는 글리벡(글리벡), 게피티니브(이레사), 엘로티닙(타세바) 등이 있습니다.

대부분의 소분자 억제제는 경구용 약제이기 때문에, 환자는 집에서도 치료를 계속할 수 있고 병원에 자주 갈 필요가 없습니다. 통원 치료 중심인 저로서는 부러운 마음이 절로 드는 치료법입니다. 병원에 자주 방문하면 자연스럽게 삶의 질이 떨어지기 마련이니까요. 현재로서는 링거 주사로밖에 투여할 수 없는 항암제들이 많은데, 그것들 역시 하루빨리 경구용 약제로 출시되면 얼마나 좋을까 싶습니다.

※단클론 항체

단클론 항체, 또는 단일 클론 항체는 암세포 표면에 있는 특정 분자(항원)에 대한 한 종류의 항체를 만드는 기술을 이용해 개발된 항체 의약품입니다. 대표적인 약제로는 트라스투주맙(허셉틴), 리툭시맙(리툭산) 등이 있습니다.

단클론 항체는 특정 단백질이나 분자(항원)에 대해 매우 높은 특이성을 가지고 있어 암세포나 특정 병원체에 선택적으로 결합하여 면역 체계를 활성화시키고, 이를 통해 암세포를 공격하거나 암세포에 직접 작용하여 암세포의 성장을 방해하는 역할을 합니다.

현재 단클론 항체는 암 치료뿐만 아니라 기타 면역 질환 치료 등 다양한 의료 분야에서 활용되고 있습니다. 하지만 특정 항원을 표적으로 삼는 치료법이기 때문에 모든 암이나 질병에 효과가 있는 것은 아니고, 특정 분자 마커를 가진 사람에게만 실효가 있습니다.

※ 혈관 신생 억제제

암세포가 성장하거나 증식할 때는 새로운 혈관이 활발하게 생성됩니다. 혈관 신생 억제제는 이러한 혈관 생성을 억제해 암세포에 산소와 영양 공급을 차단하여 암의 성장을 저지합니다.

신체가 정상적으로 기능할 때는 새로운 혈관의 생성이 매우 중요합니다. 이러한 활동이 상처의 치유와 성장에 중추적인 역할을 하기 때문입니다. 하지만 암 환자의 신체에서는 평범한 세포뿐만 아니라 암세포 또한 산소와 영양분을 얻기 위해 혈관을 형성하기 때문에 문제가 발생할 수 있습니다. 암세포의 혈관 신생 활동을 방치하면, 암이 점점 더 많은 혈관을 확장하며 성장해 다른 부위로 전이될 가능성이 높아집니다.

이때 혈관 신생 억제제는 암세포가 분비하는 혈관 내피 성장 인자(VEFG) 등의 신호 분자를 차단하여 암세포가 새로운 혈관을 형성하지 못하게 작용합니다. 암세포에 충분한 혈관이 없으면 당연히 암세포에 제공되는 혈류도 줄어들고, 따라서 암세포는 영양도 산소도 얻을 수 없어 성장하지 못하게 되지요.

또한 암세포에 더 이상의 신생 혈관이 생기지 않도록 한다는 것은, 암세포가 새로운 환경으로 전이할 때 필요한 혈관 형성을 방해한다는 말과 같습니다. 그러므로 전이 위험을 낮추는 효과도 있습니다.

혈관 신생 억제제를 대표하는 약물 중 하나는 베바시주맙(아바스틴)입니다. 제가 9년째 쓰고 있는 약이기도 하지요.

혈관 신생 억제제는 화학 요법이나 방사선 치료와 병용하면 치료 효과를 높일 수 있다고 하는데, 저 역시 그 효과를 톡톡히 누린 수혜자입니다.

이 수혜에 대해 더 설명하자면, 혈관 신생 억제제는 화학 요법의 효과를 증강시켜 암세포를 더 효과적으로 공격하는 것으로 알려져 있습니다. 제 경우 이러한 효과가 충분히 작용하며 암의 진행을 멈추는 데 도움을 준 것 같아요.

다만, 이 약품은 다소 비싼 편이기 때문에 장기적으로 사용할 경우 경제적으로 큰 부담이 따릅니다. 제가 큰 부작용 없이 계속 치료받을 수 있었던 것은 다행이지만, 현재까지도 혈관 신생 억제제를 사용하고 있는 입장에서, 금전적으로 무리가 없다고는 차마 말하기 어렵네요.

설명한 바와 같이, 분자 표적 치료제는 암 치료의 개인화(맞춤 의학)에 있어 중요한 축으로 작용하며 그 저변이 점차 확대되고 있는 추세입니다. 하지만 어떤 치료법을 선택할지에 대해서는 환자 개개인의 상황에 따른 신중한 판단이 필요합니다.

3. 표준 치료의 문제점

현대 의학은 눈부시게 발전하여, 앞서 언급한 치료법들을 조합해 많은 암 환자들에게 효과적인 치료를 제공하고 있습니다. 그러나 의료 기술이 발달됐다고 한들 아직 인간이 암을 극복했다고 볼 수 있는 단계는 아니며, 여전히 해결되지 않은 몇 가지 문제점들도 있습니다.

❶ 표준 치료의 획일화

먼저, 현재까지도 개인별 맞춤 치료가 미흡한 단계라는 점을 문제점 중 하나로 꼽을 수 있습니다.

표준 치료는 과학적 근거를 바탕으로 많은 환자에게 적용되는 치료법이지만, 환자 개개인의 유전적 배경이나 생활 환경을 충분히 고려하지 못하는 경우가 있습니다. 물론 대규모 임상 시험을 통해 효과가 입증된 방법들이니 '표준' 치료로 사용되는 것이겠지요. 하지만 반대로 말해, 표준 치료는 '평균적인' 환자를 기준으로 설계된 치료법이기 때문에 모든 환자에게 동일한 효과를 내지는 못할 수 있습니다. 예를 들어, 같은 종류의 암이라도 어떤 환자에게는 화학 요법이 효과적일 수 있지만 다른 환자에게는 거의 효과가 없을 수 있습니다.

그럼에도 불구하고 표준 치료에 따라 모든 환자에게 동일한 치료를 제공하면, 결국 일부 환자는 최적의 치료를 제공받지 못하게 될 수 있습니다.

암의 진행 속도와 치료에 대한 반응은 사람마다 제각각입니다. 그러니 획일적인 치료 역시 효과가 제한적일 수밖에 없습니다.

특히 표준 치료에서 고려되지 않은 유전자 변이나 분자 생물학적 특성을 가진 사람은, 그에 맞는 치료 효과를 얻을 수 없습니다.

환자의 가치와 희망을 존중하는 의료라는 측면에서도, 아직까지 '환자 중심의 의료(patient-centered care)'는 제대로 실현되지 못하고 있는 것 같습니다.

이는 환자가 치료를 선택하는 데 있어 중요한 요소라고 생각하는데, 표준 치료의 획일화는 이러한 접근 방식과 모순된다고도 볼 수 있습니다. 그래서 치료의 만족도를 떨어뜨리는 경우가 많았을 것으로 짐작됩니다.

이러한 상황 속에서 최근 암의 분자 표적 치료, 면역 치료 등 환자의 유전 정보와 종양 특성에 기반한 맞춤 의료(정밀 의학)가 주목받는 것은 대단히 반가운 일이 아닐 수 없습니다.

지금 이 시간에도 표준 치료의 한계를 보완하고, 환자 개개인에게 효과적인 치료를 제공하는 것을 목표로 하는 새로운 치료법들이 다양하게 발전하는 중입니다.

❷ 유전자 프로파일링의 활용 부족

앞서 이야기했듯 분자 표적 치료와 면역 치료는 시시각각 발전하고 있습니다. 하지만 모든 암 환자를 대상으로 유전자 프로파일링(암세포의 유전자 분석)이 이루어지고 있는 것은 아닙니다.

기존의 항암 치료를 살펴 보면 '폐암에는 이 약, 위암에는 저 약' 식으로 장기를 기준으로 항암제를 선택하는 것이 일반적이었습니다. 하지만 의학이 발전하면서, 같은 장기에 같은 약을 쓰더라도 사람에 따라 그 효과가 다른 이유가 '어떤 유전자의 변이로 인해 유발된 암인가'에 달려있다는 사실이 밝혀졌습니다.

따라서 각 환자에게 맞는 최적의 치료법을 찾기 위해서는 '유전자 분석' 등의 사전 절차가 필요합니다. 유전자는 우리 몸을 만들기 위한 설계도이기 때문입니다.

우리 몸은 무수한 세포로 이루어져 있습니다. 뇌는 뇌세포로, 뼈는 뼈세포로 이루어져 있지요. 각각의 세포가 규칙적으로 작동하기 위해서는 올바른 설계도가 필요합니다. 그 설계도가 바로 유전자입니다.

유전자 프로파일링의 가능성이 열렸다는 것은, 바로 이 유전자 수준에서부터 한 사람 한 사람의 유전자 변이를 추적하고, 각 암의 특성에 맞는 치료를 선택할 수 있는 시대가 도래했다는 뜻입니다.

이는 환자 개개인의 특성에 맞춘 적절한 치료법을 선택하는 데 있어 무척 중요합니다. 하지만 기술적 한계와 비용 문제라는 장벽으로 인해 유전자 분석 검사는 충분히 보급되지 못하고 있고, 따라서 개별 유전자 정보 역시 충분히 활용하지 못하는 것이 현 실정입니다. 이 검사는 모든 병원에서 가능한 것이 아니며, 암 전문 병원이라고 하더라도 모든 환자에게 시행되는 단계에는 아직까지 이르지 못했습니다.

❸ 치료의 다양화 부족

표준 치료는 비교적 광범위한 암에 적용되고 있습니다. 그러나 저와 같은 희귀 암(방추세포암)이나 기타 특수한 경우라면 암 치료 선택의 폭이 제한적일 수 있습니다.

9년 전 처음 암 진단을 받았던 저 또한 표준 치료로는 별다른 효과를 기대할 수 없는 사람 중 하나였습니다. 이런 경우, '마땅한 치료법이 없다'라는 말이 돌아올 뿐, 대체 요법과 같은 다른 선택지가 제공되지조차 않는 경우가 많습니다.

환자 당사자 입장에서는, 그렇게 쉽게 '다른 방법은 없다', '치료할 수 있는 방법이 없다'와 같은 말을 하지 않았으면 합니다. 그 '없다'라는 말의 무게가 우리에게는 천근처럼 느껴지거든요.

저와 같은 암 유형은 현재까지도 확립된 표준 치료가 '없는' 것이 사실입니다. 하지만 표준 치료를 대체할 수 있는 다른 치료법들을 모색하고 시도한 결과 "앞으로 1개월 남았습니다."라는 말을 들었던 제가 이렇게 9년째 살아가고 있잖아요? 결국 방법은 '있었던' 것입니다.

개인 맞춤 치료가 주류가 되기까지는 아마 앞으로도 시간이 더 필요하겠지요. 그래도 저는 의학이 더욱 발전할 때까지 살아남아, 희귀 암에 대한 체계적이고 효과적인 치료법이 등장하는 순간을 제 눈으로 직접 보고 싶습니다.

우리는 가족력도, 사회적 배경도, 개인의 생활 환경도 모두 다릅니다. 획일적인 치료로 모든 사람에게 똑같은 효과를 기대할 수는 없습니다.

또한 다소 조심스럽게 꺼내는 이야기입니다만, 현시점에서조차 여전히 치료 효과를 예측하기 위한 의사 측의 지표가 부족하다는 사실이나 각 의료진 또는 의료 시설마다 진단 기술에 차이가 있다는 점이 맞춤형 의료 추진의 걸림돌로 작용하고 있지 않은가 하는 문제도 간과해서는 안 될 것입니다.

환자의 가치와 희망을 존중하는 환자 중심의 의료가, 비단 암 치료뿐만 아니라 의료계 전체의 표준이 되는 날이 속히 오기를 기대합니다.

❹ 부작용 관리의 한계

현재 치료 시 발생하는 부작용에 대한 관리는 과거에 비해 훨씬 개선되었다고들 합니다. 하지만 관리 수준이 담당 의사나 병원에 따라 달라지는 것은 어쩔 수 없는 일일까요? 제가 보기에는, 전반적으로 삶의 질을 떨어뜨리지 않고 암을 치료할 수 있는 수준까지는 아직 도달하지 못한 것 같습니다.

가장 큰 문제는, 부작용의 양상이 사람마다 다른 데도 불구하고 이를 사전에 정확하게 예측하는 것이 어렵다는 점입니다.

특히 항암 화학 요법의 경우, 일상생활을 지속하기 어려울 정도의 부작용이 환자의 삶의 질을 상당히 떨어뜨립니다. 방사선 치료 역시 적지 않은 피로감, 가려움증을 동반하기 일쑤고 심지어 미각 변화나 식욕 저하 등의 부작용을 일으키기도 합니다.

몇 번 언급했듯이 저는 부작용이 거의 없어 항암 치료를 받으면서도 크게 생명의 위협을 받지 않았습니다. 하지만 위와 같은 부작용을 겪고 있는 환자들은 치료를 지속하기는커녕 충분한 삶의 질(Quality of Life)을 유지하는 것조차 어렵습니다.

특히 장기적으로 지속되는 부작용이나 치료 후 합병증에 대한 대응은 아직까지도 미흡한 경우가 많은 것 같습니다.

현 단계에서는 치료로 기대할 수 있는 효과(이익)와 그로 인해 발생할 수 있는 부작용(손실)을 잘 저울질해서, 균형을 맞추어 나가는 것이 중요하다고 생각합니다.

또한 면역 요법이나 분자 표적 치료제와 같은 치료법 역시 부작용이 전혀 없는 것은 아니기 때문에, 치료로 얻을 수 있는 이익과 부작용의 정도를 종합적으로 고려해서 판단하는 자세가 필요합니다.

❺ 경제적 격차

경제적 문제는 아주 중요한 사안이니, 당연히 짚고 넘어가야겠죠? 새로운 치료법(면역 요법이나 분자 표적 요법 등)은 매우 고가이기 때문에 현재로서는 보험 적용이 되더라도 막대한 본인 부담금이 뒤따릅니다.

일본의 경우, 고액 의료비에 한도가 설정되어 있어 한도 이상의 부담금은 청구되지 않거나 보험 조합에서 환급받을 수 있습니다. 하지만 이런 제도의 도움을 받더라도 환자가 지불해야 할 본인 부담금은 여전히 부담스러운 액수입니다. 이는 환자에게 제공되어야 할 치료 선택의 폭을 좁히는 요소일 수밖에 없습니다.

제가 사용하는 '아바스틴'이라는 분자 표적 치료제 역시 1회 본인 부담금이 상당히 비싼 약물입니다. 제가 아직 이 치료제를 사용할 수 있는 것은 물론 감사할 일이지만, 솔직히 조금 복잡한 기분이 들기도 하는 건 어쩔 수가 없네요.

그리고 의료 인프라의 도시 집중 현상 역시 해결되어야 할 과제 중 하나입니다. 현재 암 치료 전문 시설이나 첨단 의료기기를 갖춘 병원은 대부분 도시에 집중 분포되어 있기 때문에, 지방에 거주하는 사람들은 적절한 치료를 받기 위해서 먼 거리를 이동하는 데 시간과 돈을 모두 투자해야만 합니다. 이 또한 경제적 여유가 없는 이들에게는 상당한 부담으로 작용합니다.

이처럼 특정한 약물을 사용할 수 있는 대상임에도 불구하고 비용 문제로 인해 감히 그것을 선택하지 못하는 사람이나, 고민할 여유조차 없어 당연하다는 듯이 포기를 선택하는 사람들이 있는 것이 현실입니다.

어떤 선택을 하느냐에 따라 치료 결과에 큰 차이가 나는데도 불구하고, 모든 사람이 자신이 원하는 선택지를 고를 수는 없다는 것을 보면 세상의 무정함을 느끼게 됩니다. 이런 기분을 느끼는 것이 비단 저뿐만은 아니겠지요.

결국 경제적 격차는 치료의 기회에 영향을 미치는 중대한 요소 중 하나입니다.

❻ 임상 시험에 관한 윤리적 문제

치료 연구의 발전에 따라 각종 윤리적 문제가 발생한다는 소식을 종종 듣게 됩니다. 의학 발전이나 새로운 치료법 개발을 위해서 임상 시험이 필요하다는 점은 물론 이해합니다. 하지만 현재 임상 시험에서 참여자의 안전과 윤리적 배려가 충분히 이루어지고 있는지를 면밀히 검토해야 할 필요가 있습니다.

특히, '더 이상 치료법이 없다'라는 진단을 받고 벼랑 끝에 내몰린 환자들에게 임상 시험 제한은 마지막 한 줄기 희망과도 같은 것입니다. 이렇게 간절한 환자들이 병원 측의 임상 시험 참여자 확보를 위해 이용당하는 일은 결코 일어나서는 안 될 것입니다.

그 약의 목적이나 연구 단계에 따라 다소 차이가 있지만, 임상 시험은 일반적으로 동물에게서 먼저 안전성과 효과를 검증한 약을 건강한 사람에게 2차로 시험하고, 그다음 환자를 대상으로 검증하는 것이 순서입니다.

아직 사용할 수 있는 다른 약이 있는 사람이라면 충분한 고민을 해본 후 결정할 수 있겠지만, '다른 방법이 없다'라는 진단을 받은 사람의 경우, 선택의 여지가 없다 보니 섣부른 결정을 내리게 되는 안타까운 상황에 처하기도 합니다.

물론 막다른 길에 다다른 듯한 조바심과 불안감이 원인이겠지요. 하지만 임상 시험은 사전에 고려해야 할 사항이 많으니, 등 떠밀리듯 결정하지 말고 리스크를 충분히 검토한 후 결정을 내리셨으면 좋겠습니다.

누군가 임상 시험에 참여할 때는 반드시 사전 동의가 이루어져야 합니다. 사전 동의란 피험자가 임상 시험의 목적과 방법, 위험과 이익, 대체 치료 유무, 거부할 권리 등에 대해 충분히 이해한 후 자유의사에 따라 동의하는 과정을 말합니다. 이 과정이 제대로 이루어지지 않으면 피험자가 임상 시험의 위험성이나 본질에 대해 제대로 이해하지 못한 채 시험에 참여하게 될 가능성이 있습니다.

임상 시험에서 중요한 것은 피험자가 얻게 될 이익과 위험이 적절한 균형을 이루는 것입니다. 하지만 초기 단계의 임상 시험(임상 1상 시험)은 아직 신약의 안전성과 유효성이 충분히 밝혀지지 않은 시점에서 이루어지기 때문에, 피험자가 예상치 못한 부작용이나 건강상의 위험에 노출되기 쉽습니다.

또한 일부 경제적 빈곤층이나 교육 수준이 낮은 사람들이 금전적 보상을 목적으로 임상 시험에 참여하는 경우가 있는데, 이 역시 윤리적 문제를 유발할 수 있습니다.

특히나 개발도상국의 경우, 질병에 걸린 환자가 충분한 의료 접근성을 확보할 수 없어 유일한 치료 수단으로서 임상 시험에 참여하는 사례가 실재합니다. 이 경우, 임상 시험으로 인한 위험성을 고려하기도 전에 임상 시험에 참여할 수밖에 없는 처지에 놓이는 것이지요.

현재 암 치료, 특히 표준 치료는 과학적 근거에 기반한 효과적인 방법으로 나날이 발전하고 있는 것이 사실입니다. 하지만 앞서 정리했듯이 미진한 단계인 치료의 개별화, 부작용

관리의 명확한 한계, 그리고 경제적 문제로 인한 선택권의 제한이나 치료 과정에서 발생하는 윤리적 문제 등, 아직 해결해야 할 과제는 산더미처럼 남아 있습니다.

이러한 문제들을 해결하기 위해서라도, 개개인에게 최적의 치료를 제공하는 '맞춤형 의료'를 목표로 삼아야 한다고 생각합니다. 환자라고 해도 모두 다 같은 '환자'가 아니라 한 사람 한 사람의 개인임을 인지하고 개별적인 맞춤형 의료를 발전해 나간다면, 지금 논의한 문제들 역시 점차 개선될 것이라고 기대합니다.

표준 치료 획일화에 대한 비판은 의료의 발달과 함께 점점 더 중요한 논의가 될 것으로 보이며, 향후 의료의 방향성을 고민하는 데 있어 피할 수 없는 과제가 아닐까 싶습니다.

요즘은 급속도로 성장하여 '4차 산업 혁명'의 핵심으로 부상한 AI 기술도 의료계에 적극적으로 진출하는 추세입니다. 앞으로도 많은 연구와 기술 개발, AI의 발달 등이 진행될 테니 어쩌면 미래의 의료 기술은 더 첨단 공학적일지도 모르겠습니다. 하지만 의료에서 가장 중요한 것은 사람을 치료하고 살리는 일 아니겠어요? 어떤 비약적이고 눈부신 기술이 발명되더라도, 결국 사람을 위하는 마음이 선행되어야만 의미 있게 활용될 수 있다고 생각합니다. 앞으로의 의료가 단순한 '기술'이 아닌 '마음'으로 환자를 대하는 의료로서, 사람을 위해, 사람을 통해 발전해 나갈 수 있기를 소원합니다.

4. 앞으로의 전망

지난 10여 년간 투병해 온 암 환자로서 감히 말하자면, 그동안 암 치료법이 크게 발전한 것은 분명합니다. 아직 극복해야 할 과제가 남아 있는 것도 사실이지만, 앞서 언급한 바와 같이 지난 몇 년 동안 암 환자의 생존율은 크게 향상되었고 치료 선택의 폭 또한 넓어졌습니다.

현재 암 치료가 나아가고 있는 주요 방향은 다음과 같습니다.

❶ 개인 맞춤형 의료 추진

암 치료의 세계에서 개인 맞춤 의료(Personalized Medicine)의 중요성은 점점 더 커지고 있습니다. 개인 맞춤 의료는 환자 개개인의 암의 특징과 유전자 정보를 바탕으로 최적의 치료법을 선택하는 접근법입니다. 이를 통해 특정 개인에게 적합한, 즉 효과가 입증된 치료법을 단기간에 찾아냄으로써 환자의 생명 연장은 물론 삶의 질 향상에도 크게 기여할 수 있는 의료 방침인 셈이지요.

앞으로는 유전자 분석 기술의 발전과 빅데이터 활용이 표준화되어, 개인 맞춤형 의료 발전도 더욱 가속화될 것으로 보입니다.

❷ 치료법의 다양화

미래에는 여러 치료법을 조합하는 암 치료법이 보편화될 전망입니다.

이는 현재도 일부 시행되고 있습니다만, 앞으로는 수술이나 방사선 치료와 더불어 분자 표적 치료나 면역 치료를 병행하는 것이 당연시될 것으로 보입니다. 따라서 미래에는 지금보다 더 효과적으로 암세포를 공격하여 암을 치료할 수 있게 될 것입니다.

또한 현재 암 백신, 유전자 치료 등의 새로운 치료법도 계속 연구되고 있어 이러한 기술이 최종적으로 상용화되면 치료의 선택지는 더욱 넓어질 것이라고 예상합니다.

❸ 치료 접근성 향상

암 치료의 문제점 중 하나로 꾸준히 언급되고 있는 암 치료 지역 격차를 해결하기 위해서는 전 세계적으로나 일본 국내적으로나, 지방에 거주하는 환자들도 중앙부와 동등한 수준의 의료를 저렴한 가격에 누릴 수 있도록 조절하는 것이 중요합니다.

이를 위해서는 국제적인 협력 및 의료 제도의 개선이 필요한데요. 최근 발전하기 시작된 원격 의료가 지역별 치료 기회 격차를 해소할 귀중한 열쇠가 되지 않을까 싶습니다.

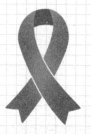

제2장
암 표준 치료를 뒷받침하는
보완 요법 ①

I. 고농도 비타민 C 정맥 주사 요법이란?

비타민 C라고 하면 무엇이 먼저 떠오르시나요? 가장 먼저 떠오르는 것은 역시 레몬일까요?

흔히 레몬은 비타민 C의 상징처럼 여겨지고는 하지요. 보기만 해도 상큼함이 전해져 오는 과일이니 자연스럽게 연상되고는 합니다. 그렇다면 레몬은 실제로 비타민 C가 풍부한 과일일까요? 실제 레몬 1개 분량의 과즙에는 약 20mg의 비타민 C가 함유되어 있다고 합니다. 일반적으로 하루에 필요한 비타민 C의 양은 100mg으로, 이는 레몬 5개 분량의 레몬즙을 섭취해야 달성할 수 있는 양입니다. 충분한 양의 비타민 C를 섭취하는 것이 생각보다 쉽지 않죠?

비타민 C(아스코르브산)는 강력한 항산화 작용으로 체내 활성 산소를 중화시키고 세포 손상을 방지하는 것으로 알려져 있습니다.

이처럼 비타민 C는 항산화 작용, 스트레스 관리, 면역력 강화 등에 필수적인 영양소이지만, 체내에서 생성되지는 않기 때문에 반드시 음식 등의 형태로 섭취해야 합니다.

게다가 아무리 비타민 C가 풍부한 음식을 섭취한다 한들, 먹는 것만으로 혈중 비타민 C 농도를 높이는 데는 한계가 있습니다. 특히나 암세포를 죽일 수 있을 정도의 고농도로 혈중 비타민 C를 끌어올리는 것은 매우 어렵습니다.

하지만 비타민 C를 정맥으로 직접 주입한다면 어떨까요? 구강으로 섭취하는 경우의 100배 정도까지 혈중 비타민 C 농도를 높일 수 있습니다. 혈중 비타민 C를 고농도로 만들면 프로 옥시던트 작용(산화 스트레스를 유발하는 작용)도 발휘하기 때문에, 암세포에 직접적인 독성 작용을 기대할 수 있습니다.

따라서 암 치료법으로 고농도 비타민 C 요법을 사용할 경우, 정맥 주사로 단번에 혈중 농도를 높여 과산화수소를 발생시키고 이를 통해 암세포만 파괴하는 방식을 사용합니다.

여기서 잠깐, 혹시 과산화수소가 뭐지? 하신 분들 계신가요? 어린 시절의 기억을 잘 떠올려보세요. 학창 시절, 보건실에 가서 '옥시돌'이라는 소독약을 바른 적이 없으신가요?* 옥시돌 액상이 상처에 닿으면 하얀 거품이 보글보글 올라오지요? 바로 그것이 과산화수소의 작용입니다. 이 작용이 암세포에도 동일하게 일어난다고 상상하시면 비타민 C의 항암 작용

---

* 　한국에서 주로 사용하는 포비돈(일명 '빨간 약')은 아이오딘 소독약으로, 주 성분이 다름.

을 이해하는 데 도움이 될 것 같네요.

암세포를 제외한 정상 세포는 과산화수소를 분해하는 효소인 카탈레이스를 가지고 있는데, 이 효소는 과산화수소를 물과 산소로 분해시킵니다. 따라서 정상 세포는 과산화수소가 닿아도 손상되지 않습니다.

반면 암세포는 대부분 카탈레이스의 활성 수준이 낮고, 카탈레이스의 활성이 저하된 세포는 과산화수소를 분해할 수 있는 능력을 잃게 됩니다. 때문에 암 환자가 혈중 비타민 C 농도를 높일 경우, 암세포 내에 과산화수소를 축적시키게 되고 이는 산화 스트레스 증가를 통한 세포 사멸(세포자멸사 또는 괴사)을 유발할 수 있습니다.

요컨대 고농도 비타민 C 정맥 주사 요법은 정상 세포에는 거의 영향을 미치지 않으면서 과산화수소 분해 능력이 낮은 암세포만 선택적으로 사멸시킬 수 있는 방법으로 알려져 있습니다.

또한 비타민 C는 수용성이기 때문에, 필요 이상으로 섭취하더라도 잉여분이 소변으로 배출됩니다. 그러니 비타민 C 과섭취로 인한 부작용의 걱정도 적지요.

암 치료로서의 고농도 비타민 C 요법은 1970년대, 한 논문으로부터 출발했습니다. 논문을 발표한 것은 미국의 라이너스 폴링 박사로, 노벨과학상과 노벨평화상을 모두 수상하는 업적을 남긴 위대한 과학자죠. 그가 발표한 논문은 '비타민 C로 암을 치료한다'라는 내용을 담고 있었는데, 얼마 지나지 않아 그 논문을 부정하는 다른 논문이 발표되었기 때문에 당시에 별로 주목받지는 못했습니다.

하지만 시간이 흐른 후, 미국 국립보건원(NIH)에서 비타민 C가 암세포를 죽이는 메커니즘에 대한 논문을 발표했습니다. 이후 비타민 C와 암세포 사멸의 연관성은 다시 주목받게 되었고, 각국에서 연구도 진행되었지요. 현재 미국과 캐나다에서는 많은 의사들이 고농도 비타민 C 정맥 주사 요법을 암 환자에게 시행하고 있습니다. 일본에서도 도카이대학 의과대학이 미국 과학 잡지에 「고농도 비타민 C가 혈관 신생을 억제하는 메커니즘」*이라는 연구 결과를 발표하기도 했습니다.

비타민 C 정맥 주사 요법의 효과에 대한 여러 임상 시험 연구도 진행되었는데, 미국 연구팀에 따르면 고농도 비타민 C가 특정 암종에서 종양을 축소시키는 결과가 나타났다고 합니다.

---

*   https://journals.plos.org/plosone/article?id=10.1371/journal.pone.0062717

또한 일부 연구에서는 고농도 비타민 C를 화학 요법이나 방사선 치료와 함께 사용할 시 치료 효과를 향상시킬 수 있다는 분석이 나오기도 했습니다.

그러나 이러한 효과에 일관성이 있는 것은 아니며, 환자의 개별적인 특성(암의 종류, 진행 정도, 유전적 배경 등)에 따라 결과가 달라지는 것으로 보고되고 있습니다.

고농도 비타민 C 요법의 현주소를 요약하자면, 비타민 C가 암 환자의 삶의 질 향상에 기여할 수 있다는 분석과 보고는 있지만 비타민 C의 암 치료 효과가 표준 치료(수술, 방사선 치료, 화학 요법 등)와 동등하거나 그보다 더 우월하다는 결론은 아직 나오지 않은 단계라고 말할 수 있겠네요.

많은 의료 전문가들이 비타민 C가 보완적인 치료법으로 유용할 수 있다는 것을 인정하지만, 비타민 C를 단독으로 사용하는 것에 대해서는 신중한 입장을 취하고 있습니다.

현재 비타민 C의 효능을 증빙하는 데 이용되는 데이터는 주로 소규모 시험과 관찰 연구를 기반으로 하고 있습니다. 하지만 비타민 C의 효과를 확실하게 입증하기 위해서는 대규모 무작위 대조 시험이 필요합니다.

고농도 비타민 C 요법의 사용 범위와 효과 등이 확실하게 입증되어 보편적인 치료법이 되기 전까지는, 신뢰할 수 있는 의사를 선택해 자신의 상황에 맞는 검토와 충분한 상담을 거친 후 해당 요법을 표준 치료와 함께 병행하는 방식을 선택하는 것이 좋을 것이라는 생각이 듭니다.

2. 무엇을 위해 비타민 C 요법을 시도했는가?

저는 2015년부터 표준 항암제 치료와 함께 고농도 비타민 C 정맥 주사 요법을 병행하고 있습니다. 그 결과, 면역력 향상과 암성 통증의 완화를 실감하고 있지요. 또한 식욕 저하를 막아주는 효과가 있기 때문에 체력을 유지할 수 있었고, 항암제 치료로 인한 부작용 감소, 스트레스에 대한 회복력 증가 등의 다양한 부가 효과도 톡톡히 누리고 있습니다.

'이런 치료를 하지 않았으면 좋았을 텐데', '이게 진짜 효과가 있을까?'라는 의문이 떠오른 적도 없고, 오히려 '만약 비타민 C 요법을 시도하지 않았다면'이라는 상상만으로도 소름이 끼칠 정도예요.

누군가 제게 "고농도 비타민 C 요법을 시행한 후 느낀 가장 큰 효과를 한마디로 말한다면?"이라고 묻는다면, 저는 이렇게 대답할 것 같습니다.

"그야 당연히, 1개월 시한부라던 제가
9년이라는 시간을 더 벌었다는 거지요."

시간을 번다는 것이 어떤 의미인지, '앞으로 얼마 남지 않았다'라는 말을 들어본 사람들은 절절히 이해할 겁니다. 단 며칠, 아니 하루라도, 시간만 벌 수 있다면 그 사이에 의학은 더 진보할 것이고, 새로운 약이 계속 출시될 것이며, 새로운 항암제나 치료법까지 탄생할지도 모릅니다.

제가 처음 암 진단을 받았을 때, 방추세포암은 희귀 암이었습니다. 이 사실은 지금도 변하지 않았지요. 하지만 제가 꾸준한 치료를 시도하며 시간을 버는 동안 이 암에 대한 사례는 계속 늘어났고, 언젠가는 충분한 근거에 기반한 획기적이고 효과적인 치료법이 확립될 가능성도 있습니다.

혹자들은 중증 질환 또는 난치, 불치병을 앓는 환자의 생명을 연장하는 것이 오히려 인간의 존엄성을 위배한다고 생각하실지도 모르겠습니다. 하지만 생명 연장에는 다양한 방식이 있고, 실제로 암 환자가 되어 시한부 판정까지 받아본 저로서는 삶을 포기하지 않는 것이 존엄성을 잃는 것이라고 생각하지는 않습니다.

물론 저 또한 인공호흡기 사용이나 심폐소생술(CPR)과 같은, 명백히 일시적인 생명 연장을 위한 시술은 원하지 않습니다. 하지만 병세의 회복에 도움이 되거나, 장기적으로 안정적인 시간을 더 벌 수 있다면 그것이 아무리 작은 가능성이더라도 도전해 볼 의향이 있습니다.

하지만 '생명 연장'을 바라보는 관점은 사람마다 다르고, 정답이 정해져 있는 문제도 아닙니다.

설령 아무것도 하지 않는 자연 치료를 선택하더라도 환자 본인의 의사가 존중되는 것이 가장 중요하다고 생각합니다.

'인간의 존엄성'이라는 건 대체 무엇일까요?

저는 인간의 존엄성에는, 한 사람 한 사람의 개인 모두가 자신의 삶과 죽음의 방식을 선택할 권리가 포함되어 있다고 생각합니다. 타인의 강요나 통제가 끼어든다면, 그건 더 이상 '내가 선택한 나의 삶'이 아니게 되잖아요?

제가 간호사로 근무하던 시절의 이야기를 하나 들려드릴까 합니다.

당시 제가 일하던 병원에는 노인 한 분이 입원해 계셨습니다. 하루는 그분의 가족들이 면회를 오셨어요. 가족분들께서는 제게 노인의 뜻을 전달하며 "어떻게든 하루라도 더 오래 살았으면 좋겠다고 말씀하셨어요."라고 하셨지요.

하지만 저는 매일 그 노인을, 즉 제 환자를 만나고 돌보는 간호사였습니다. 실은 그 환자가 더 이상의 연명을 원하지 않는다는 것을 알고 있었죠. 그러나 병원이라는 곳은 환자가 입원한 이상 아무것도 하지 않고 그를 내버려 둘 수는 없는 곳입니다. 심지어 '환자가 살고 싶다고 말합니다'라는 말을 들은 이상, 그리고 환자의 보호자가 치료 연장을 바라는 이상 정말이지 별다른 도리가 없습니다.

결국 의사는 가족의 뜻에 따라 노인에게 고칼로리 수액 주입을 처방했습니다. 노인의 목, 즉 그의 중심 정맥에 꽂힌 관을 통해 24시간 내내 수액이 투여되었고 소변은 방광에 삽입된 카테터를 따라 주머니에 배출되는 상태가 되었습니다. 그는 스스로 침대에서 내려올 수도 없었고 입으로 음식을 먹거나 마시는 것도 금지되어 있었습니다. 잔인한 말이지만, 회복될 가망이 거의 없는 채로 연명 치료에 의존하게 된 거죠.

사랑하는 사람이 하루, 한 시간이라도 더 살았으면 좋겠다고 바라는 가족들의 마음은 충분히 이해합니다. 저 역시 제 어머니가 가능하면 하루라도 더 살아계시기를 바라니까요.

하지만 만약 제가 결심해야 하는 때가 온다면, 저는 어머니의 존엄성을 지키기 위해 어머니가 원하는 치료 방침과 가치관에 따라 판단하고 싶습니다.

'생명 연장'이 곧 '인간의 존엄성'을 해치는 일인가. 다시 말하지만, 이 질문에는 정답이 정해져 있지 않습니다. 존엄성이라는 가치 자체가 몹시 개인적인 문제이니까요. 따라서 저는 여기서 결론을 내릴 수 있는 입장은 아닙니다.

하지만 한 가지 확실한 것은, 누구도 타인의 생명에 대해 함부로 말해서는 안 된다는 것입니다.

백 사람이 있으면 백 가지 선택이 나올 수 있는 게 삶입니다. 누군가는 하루라도 더 살아 있는 것이 자신의 존엄성을 지키는 일이라고 할 것이고, 또 누군가는 아직 스스로 결정할 수 있을 때 삶에 마침표를 찍는 것이 자신의 존엄성을 지키는 일이라고 할 것입니다. 누가 어떤 판단을 내리든지, 그것이 그의 삶의 방식으로서 존중받을 수 있기를 바랍니다.

3. 면역력 강화

암 치료는 면역 체계에 상당한 부담을 줍니다. 때문에 암 치료 중인 환자는 면역력이 상당히 떨어져 감염이나 염증에 대한 저항력을 잃을 수 있습니다.

만약 제가 표준 치료 외의 시도를 전혀 하지 않았다면, 아마 저 역시 항암 치료를 받을 때마다 백혈구 수치가 떨어져 다음 치료일까지 회복하지 못하고 끙끙 앓는 날을 반복해서 겪었을지도 모릅니다.

하지만 저는 항암제 투여를 시작한 이래 9년 동안 단 한 번도 백혈구 수치가 너무 낮아져 항암 치료를 중단해야 했던 적이 없습니다.

다른 암 환우들로부터 '오늘은 백혈구 수치를 회복하기 위한 주사만 맞았다' 같은 이야기를 자주 들었기 때문에, 언젠가는 저에게도 그런 날이 올 수 있다는 각오는 노상 하고 살았지요. 하지만 그런 날은 오지 않았습니다.

저는 이것이 제가 매번 항암제를 맞은 다음 날 고농도 비타민 C 주사를 맞은 덕분이라고 생각합니다.

비타민 C는 항암 치료 여부와 관계없이 면역력을 높여주는 물질입니다. 때문에 체내에 비타민 C가 부족해지면 면역력이 떨어져 감염에 취약해지고, 상처도 잘 낫지 않게 됩니다.

몇 년 전 신종 코로나 바이러스인 코비드-19의 대유행으로 전 세계가 떠들썩했던 것 기억하시죠? 저는 그 시기에 2년 동안 백신 접종 간호사 업무를 맡아 감염 가능성이 있는 불특정 다수와 불과 30cm 정도의 거리를 두고 접촉했지만, 항암 치료 중이었음에도 불구하고 코로나에 감염된 적이 한 번도 없습니다.

이외에도 저는 겨드랑이 림프절을 절제했고 그로 인해 오른쪽 팔에 림프부종이 생겼어요. 이런 경우 보통 피부가 얇아지기 때문에 별도의 보호가 필요한데, 저는 보호가 전혀 필요 없습니다.

일주일에 한 번씩 림프 마사지를 받고 힘껏 주물러도 피부 트러블 같은 것은 전혀 없고, 간호사에게도 항상 "피부가 튼튼하시네요."라는 말을 듣고 있습니다.

또한 저는 방사선 치료는 받지 않았지만, 방사선 치료를 받은 암 환우로부터 "방사선 치료를 받으면 피부가 터질 것 같다고 해서 각오를 하고 있었는데, 고농도 비타민 C 수액 요법을 병행해서 그런지 생각보다는 가벼운 수준이었어요."라는 이야기를 듣기도 했습니다.

아마 비타민 C의 효과 덕분에 피부가 튼튼해지고, 손상을 입어도 빨리 회복되는 것이겠지요.

여담이지만, 비타민 C는 면역력 증강 외에도 콜라겐 생성을 돕고 멜라닌을 억제하는 등의 부수적인 효과가 뛰어나기 때문에 피부 미백에도 꽤나 영향을 주는 것 같습니다.

저는 원래도 피부가 흰 편이긴 합니다만, 현재 환갑이 지났는데도 기미 하나 없는 것은 9년 동안이나 고농도 비타민 C

주사 요법을 꾸준히 해온 덕분이라고 생각합니다.

저를 가까이서 지켜본 제 어머니와 딸들은 그 효과를 눈앞에서 체감해 왔기 때문에, 이따금 미용 목적으로 비타민 C 주사를 맞고는 한답니다.

4. 암성 통증 완화

처음 시한부 판정을 받았을 때, 저는 흉막 파종이라는 진단도 함께 받았습니다. 흉막 파종이란 말하자면 암의 전이 형태 중 하나인데, 폐 자체에 생긴 폐암이 폐를 싸고 있는 막에도 마치 씨앗을 뿌려놓은 것처럼 흩어져 퍼진 것을 말합니다.

암의 무서운 점이 뭐라고 생각하시나요? 인류가 여전히 정복하지 못한 난치성 질환이라는 점? 수술이나 치료만으로 완전히 끝나지 않고 재발하거나 전이될 수 있다는 점? 완치까지 무섭게 쌓여가는 막대한 수준의 의료비?

물론 이 모든 게 암의 무서운 점입니다. 하지만 암 환자로서 감히 말하건대, 결코 빼놓을 수 없는 것이 바로 통증입니다. 암은 극심한 고통이 따르는 질병입니다. 도대체 어떤 말로 그 아픔을 표현할 수 있을까 무수히 고민했지만, 차마 몇 개의 단어나 형용사 같은 것으로는 도저히 형언할 수 없을 정도의 고통이었습니다. 그래도 굳이 말로 해보자면, "차라리 이대로 평생 잠들게 해주세요!"라고 누구라도 잡고 외치고 싶은 충동을 느낄 정도의 고통이라고 해둘까요.

암성 통증은 일반 진통제로는 전혀 나아지지 않습니다. 마약성 진통제가 아니면 통증을 없애기는커녕 경감시키는 것조차 어렵지요. 제 경우에도 당연히 완화의료팀이 개입했고, 저는 난생처음으로 의료용 마약, 즉 이른바 모르핀이라고 불리는 약물을 처방받는 지경에 이르렀습니다.

당시 제가 받은 것은 12시간 동안 효과가 지속되는 정제형 마약류와, 급작스럽게 찾아오는 극심한 통증이 있을 때 사용하는 구조용 액상형 마약류였습니다.

구조용 액상 마약은 언제든 마실 수 있도록 1회분만 준비해 두었는데, 의료용이라고는 하지만 자가 투약은 허용되지 않기 때문에 한 번 사용하면 간호사를 호출해 다음 분량을 준비해서 가져다 달라고 요청해야 했습니다.

한번은 이런 일이 있었습니다. 구조용 모르핀을 복용한 후 간호사를 호출했는데, 다음 1회분이 보충되기 전에 또다시 극심한 암성 통증이 시작된 겁니다. 아직 이전 약물을 복용한 지 30분 정도밖에 지나지 않았는데도요.

구조대원들이 통증이 심각하면 몇 번이나 마셔도 된다고 했으니 환자가 요청하면 약물이 바로 보충되어야 하는데, 그때는 여전히 약물 보충이 이루어지지 않은 채였습니다.

저는 "나 같으면 절대 이런 식으로 환자에게 고통을 주지 않을 텐데."라고 마음 속으로 외치며 통증을 견뎌내는 수밖에 없었습니다.

통증은 점차 더 가혹할 정도로 심해지는데, 간호사는 계속 오지 않더군요. 정말이지 미치지 일보 직전이었죠.

마침내 간호사가 호출에 응했을 때 저는 "빨리 가져와요!"라고 큰 소리로 호소했고, 드디어 모르핀을 복용할 수 있었습니다.

지금 생각하면 나답지 못한 행동이었다는 생각에 조금 후회가 됩니다. 하지만 극한의 통증에 시달리면 자기도 모르게 통제 불능이 되는 것 같아요.

이런 경험도 있는 저였기에, 당시 완화팀에서는 아마 통증 정도에 따라 마약성 진통제 투약량을 서서히 늘리는 것을 염두에 두고 있었을 겁니다. 하지만 그때가 제 암성 통증의 정점이었어요. 그 이후, 놀랍게도 통증은 점점 가벼워졌습니다.

저는 제 통증의 정도가 계속해서 악화되지 않고, 진통제 역시 처음 처방받은 최소량에서 한 번도 증량하지 않을 수 있었던 게 고농도 비타민 C 정맥 주사 요법 덕분이라고 생각합니다.

그리고 통증이 계속 심해지지는 않았지만, 끊으면 어떻게 될지 감히 시험해 볼 용기가 없어 오랫동안 복용해 온 의료용 마약도 2년 전에 마침내 끊을 수 있었답니다.

5. 식욕 부진 방지

9년이나 암 환자로 지내다 보면, 같은 병원을 다니는 암 환우 동지들이 생기기 마련입니다. 우리 모두 암이 발견된 부위도, 치료 방법도 다르지만, 대부분 처음 만났을 때보다 점점 살이 빠지고 있는 게 눈에 띕니다.

암 치료에 대한 대화를 하다 보면 '토할 정도는 아니지만, 전처럼 잘 먹을 수 없게 되었다'라는 말을 듣는 것도 흔한 일입니다.

저도 9년 동안 2주에 한 번씩, 벌써 220번이 넘는 항암 치료를 받았습니다. 하지만 저는 살이 전혀 빠지지 않았습니다.

메스꺼움과 같은 부작용이 없느냐고 하면 전혀 없다고 말할 수 있고, 치료 직후 2~3일 동안 가벼운 속쓰림이나 입덧과 같은 식욕 감퇴가 있는 정도입니다.

드라마 등에서는 흔히 암 환자가 화장실에서 변기를 붙잡고 계속 토하는 장면이 나오고는 하지요? 저는 이런 일은 겪은 적이 없습니다.

물론 좋은 구토 방지제가 개발된 덕도 크겠지요. 그래도 암 치료를 받는 과정에서 살이 빠지고 말라가는 사람들을 보면, 아무래도 제가 고농도 비타민 C 주사 요법 덕분에 체중을 유지할 수 있는 것이 아닌가라는 생각을 하지 않을 수 없네요.

첫장에서 이야기했듯이 저는 치료의 일환으로 단식 생활도 했습니다만, 이를 중단한 뒤로는 기본적으로 일반식을 먹고 있으며 특별한 식이 제한도 없습니다. 식욕도 거의 떨어지지 않았고, 토하지도 않기 때문에 살이 빠지기는커녕 오히려 '다이어트를 하는 편이 낫다'라는 말을 듣곤 하던 원래의 체중을 유지하고 있는 중입니다.

저는 섭식과 관련한 후유증을 크게 겪지 않았으니 안색도 좋은 편이고, 항상 긍정적인 마음으로 웃으며 다닙니다. 그래서일까요? 저에 대해 잘 모르는 상태로 저와 처음 만나게 된 사람들은 제가 암 환자라고는 상상도 못 했다고들 하시더라고요.

결국 제가 체력도 기력도 잃지 않고 잘 견딜 수 있었던 것은 식욕 부진이나 구역질 등의 부작용을 겪지 않고 식생활을 건강하게 유지할 수 있었기 때문이라고 생각합니다. 그리고 그렇게 보존한 체력이 제가 암 치료를 계속할 수 있는 밑천이 되어주었으니, 그야말로 선순환이라고 할 수 있겠네요.

6. 부작용 완화

제가 암 치료 초기부터 지금까지 계속 복용하고 있는 항암제는 '파클리탁셀'과 '아바스틴'입니다. 이 중 파클리탁셀이라는 약은, 제가 알기로는 대부분의 사람에게서 부작용이 나타납니다.

제 주위의 암 환우들만 보더라도 이 약을 사용하는 사람들은 거의 대부분 손발이 마비되는 부작용을 겪었거나 겪는 중입니다. 또한 전신의 체모가 서서히 빠지고, 치료를 중단할 때까지 다시 자라지 않습니다. 그래서 다들 통가발을 써서 벗겨진 머리를 감춥니다.

그런데 제 경우에는, 한 번 전신의 체모가 빠지기는 했지만 치료를 계속 받는 동안 조금씩이나마 다시 머리카락이 나기 시작했습니다. 현재도 정수리 부분을 제외하고는 모발이 잘 자라고 있기 때문에 통가발 대신 부분 가발 정도만 만들어 사용하는 중입니다. 오히려 저는 그 부분 가발에 맞추기 위해 매달 자라난 나머지 부분의 머리카락을 자르러 갑니다. 암 환 자라고 하면 흔히들 떠올리는 뜨개 모자 없이 암을 이겨낸 셈 이지요.

솔직히 말하면, 이것이 제가 고농도 비타민 C 요법으로 얻 은 가장 큰 효과라고도 할 수 있습니다. 환갑이 지나도 머리 카락이 빠지지 않는다는 게 얼마나 큰 행운인지는, 저와 비슷 한 나이대의 여성분들이라면 충분히 아실 겁니다.

게다가 항암 치료로 인해 한 번 빠진 후에 자라는 머리카락 은 원래의 모질과 달리 뻣뻣하고 거친 경우가 많은데, 제 머 리카락은 기존의 매끈한 직모를 그대로 유지하고 있습니다.

아마 비타민 C의 효과가 항암제로부터 모근을 보호하고, 재 생 능력을 활성화시켜 모발이 다시 자라게 하는 데도 영향을 주지 않았나 싶습니다. 덕분에 저는 탈모로 인한 외모 변화나 그로 인한 우울감, 자신감 하락 등을 피할 수 있었어요.

이렇게 다양한 부분에서 톡톡한 효과를 봤기 때문에, 저는 항암 치료가 종료되더라도 고농도 비타민 C 주사를 계속 맞 아야겠다고 생각하고 있습니다.

게다가 저는 손발 저림 역시 전혀 겪지 않았습니다.

엄밀히 말하면 약물 치료 초기에는 한 번 이 부작용을 겪었습니다만, 고농도 비타민 C 요법을 계속하다 보니 어느새 사라지더군요.

파클리탁셀 치료를 중도에 포기했다는 분들에게 그 이유를 물어보면, 가장 많이 거론되는 사유가 바로 이 손발 저림(마비)입니다. 게다가 투약을 중단한 후에도 마비가 좀처럼 사라지지 않는다고 해요.

이 부작용은 일상생활에 상당한 지장을 초래합니다. 한 번이라지만 저 역시 겪어본 입장에서 말하자면 옷의 단추를 스스로 펠 수 없게 된다거나, 젓가락을 잡을 수 없게 된다거나, 약의 포장지나 약병을 개봉할 수 없게 되는 등 지극히 일상적인 동작들조차 수행할 수 없게 됩니다. 매우 고통스럽죠.

또한 다리나 발이 마비될 경우 안전에도 심각한 위협이 됩니다. 불편한 자세로 오래 앉아 있다 일어섰을 때, 발이 심하게 저려서 발바닥의 감각이 거의 사라지는 경험을 한 번쯤은 해보셨지요? 그때 마치 발바닥에 무언가 두꺼운 깔창 같은 것이 달라붙은 것처럼 느껴지지 않았나요? 이렇게 되면 발의 감각이 이상해져서, 실제로는 발을 땅에 디디고 있어도 마치 허공에 떠있는 것처럼 착각하기 쉽습니다. 이는 결국 낙상을 유발하지요.

이 증상이 하루 종일 지속된다고 생각해보세요. 큰 신발을 신어도 저릿한 통증이 자꾸 느껴지고, 의자에 앉아 있어도 발을 어디에 둬야 할지 좀처럼 알 수가 없죠. 그로 인한 스트레스는 이루 헤아릴 수 없을 정도입니다.

이런 부작용에서 벗어나 평범한 일상생활을 되찾을 수 있었던 것이 얼마나 큰 행운이고 행복인지, 이 글을 쓰면서 다시금 감사하게 되네요.

7. 상처의 조기 회복

저는 암 발병 이후 여러 차례 수술을 받았습니다.

유방 전절제술을 시작으로 항암제 치료를 위한 CV 포트 조성술 2회, 림프부종 개선을 위한 LVA(림프관-정맥 문합술, Lymphaticovenular Anastomosis) 수술, 그리고 경추 탈출증 수술도 있었습니다.

여러 번의 수술을 겪고 나니, 제가 수술 후 상처를 회복하는 것이 매우 빠른 편이라는 것을 실감하게 되더군요.

상처의 회복과 조직 재생에는 피부, 혈관, 뼈, 연골 등 결합

조직의 주요 구성 성분인 '콜라겐'이라는 단백질이 매우 중요한 역할을 합니다.

그리고 이 콜라겐의 합성에 필수적인 것이 바로 비타민 C입니다.

일단 우리 몸에 상처가 생기면, 신체는 손상된 조직을 복구하기 위해 보다 활발하게 콜라겐을 생성합니다. 이 과정에서 비타민 C는 콜라겐 생성에 필요한 효소 반응을 돕습니다. 다시 말해, 비타민 C가 부족하면 콜라겐 생성이 제대로 이루어지지 않아 상처 치유가 더뎌진다는 뜻이죠.

제 경우에는 지속적으로 고농도 비타민 C 주사 요법을 통해 충분한 양의 비타민 C를 공급받았으니, 상처가 빨리 아물고 수술 후 회복도 가속화된 겁니다.

8. 스트레스 완화

암에 걸린 것은 물론 예상치 못한 일이었습니다. 하지만 발병 전의 생활을 돌이켜 보면, 직장, 가족 등 여러 가지 스트레스에 쫓기는 나날들이었죠. 결국 그렇게 누적된 피로와 스트레스가 암을 불러온 것이 아닌가, 어쩌면 나 스스로가 암의 원인이었던 것은 아닌가라는 생각이 들기도 합니다.

현대인이라면 누구나 '스트레스가 만병의 근원이다'라는 말을 들어보셨을 겁니다. 하지만 스트레스로부터 벗어나는 것은 좀처럼 쉽지 않지요. 게다가 스트레스로 인해 병을 얻었다고 생각해 보세요. 그것만으로도 다시 스트레스가 쌓이지 않겠어요? 저 역시 암에 걸린 이후 암에 걸렸다는 스트레스, 치료로 인한 육체적·정신적 스트레스, 치료비가 많이 드는데도 불구하고 예전처럼 일할 수는 없다는 사실이 불러오는 금전적 스트레스 등 또 다른 차원의 스트레스만 늘었을 뿐 좀처럼 스트레스로부터 해방될 수는 없었습니다.

그럼, 스트레스는 정말 만병의 근원일까요?

실제로 스트레스는 신체에 다양한 영향을 미치는 것으로 알려져 있습니다. 스트레스를 받으면 우리 몸은 '싸울 것인가, 도망칠 것인가'를 먼저 생각하게 됩니다. 그리고 스트레스 호르몬(아드레날린과 코르티솔)을 분비하여 필요한 에너지와 집중력을 높여 일종의 '전투 모드'에 진입하지요.

이러한 반응은 단기적으로는 필요한 것이 맞습니다. 비상 상황에 대처하기 위해 몸이 스스로 준비 태세를 갖추려는 반응이기도 하거든요.

하지만 만성적인 스트레스가 지속되면 이 스트레스 호르몬

이 오랫동안 분비되면서 신체에 좋지 않은 영향을 미치게 됩니다.

코르티솔을 형성하는 데는 비타민 C가 필요합니다. 따라서 스트레스가 오래 지속되면 체내의 비타민 C는 점점 더 많이 소모되지요. 그렇기 때문에 비타민 C가 부족하면 스트레스에 충분히 대응할 수 없게 되고, 점점 더 스트레스에 취약해지는 악순환에 빠지게 됩니다. 이것이 암 환자가 비타민 C를 더 많이 섭취해야 하는 까닭 중 하나입니다.

저는 혈관 내로 상당한 양의 비타민 C를 계속 주입하고 있기 때문에 비타민 C가 부족할 일은 없습니다. 그래서일까요? 저는 비록 언제 재발이나 전이가 될지 모르는 암 생존자여도 이로 인해 괴로워하며 시달리지 않고 '나는 괜찮아'라는 긍정적인 생각을 하며 큰 스트레스 없이 지낼 수 있습니다. 아마 비타민 C의 직접적인 효과도 있겠지만, 그것이 제 든든한 조력자로서 저를 뒷받침해주고 있다는 심리적 안도감도 큰 역할을 하고 있을 것 같네요.

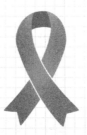

제3장
암 표준 치료를 뒷받침하는
보완 요법 ②

약선이란 한의학 이론, 즉 동양 의학에 근거해 질병의 예방, 치료, 회복을 촉진하는 것을 목적으로 하는 식단입니다. 즉, 일종의 식이 요법이라고 할 수 있습니다.

이쯤에서 '과연 한의학으로 암을 치료할 수 있을까?'라는 의문을 품는 분들이 계실 것 같네요. 하지만 한의학이 암에 효과가 있다는 것은 현재 과학적으로 증명되고 있습니다.

다만 모든 사람에게 반드시 효과가 있다고 말할 수는 없습니다. 이는 서양 의학도 마찬가지고요. 서양 의학과 동양 의학, 두 개의 좋은 점을 잘 활용하는 것이 중요하다고 생각합니다.

동양 의학은, 말하자면 덧셈의 사고방식에 기반합니다. 요컨대 동양 의학적 치료법을 무조건적으로 따르거나 그대로 옮겨오는 것이 아니라, 현재 생활에 플러스 알파로 적용한다는 느낌으로 도입하는 것이 좋다고 생각합니다.

안 하는 것보다는 하는 게 낫다는 유연한 생각을 가지면, 기본적인 생활 태도에 적용해 지속하는 것도 어렵지 않습니다.

그렇다면 일반적인 약선과 항암 약선의 차이점은 무엇일까요?

기본적으로 약선은 식재료가 가지고 있는 약리 효과를 활용하여 체질과 계절에 맞는 식단을 짜고, 이를 통한 건강 증진을 도모합니다.

❶ 일반 약선

일반 약선은 특별한 질병에 걸리지 않았더라도 일상적인 건강 유지와 체질 개선, 질병 예방을 목적으로 진행합니다. 물론 이미 걸린 질병의 치료 및 회복을 위해 시행하기도 합니다.

일반 약선은 주로 다음과 같은 부분에 집중합니다.

1) 체질에 맞는 식단: 한의학에서는 사람마다 열이 많거나 적다고 하는 식으로 냉성, 열성, 습성 등의 체질을 나누어 진단합니다. 각자의 체질에 맞는 식재료를 선택하는 것이 중요합니다.

2) 계절에 맞는 식단: 체질이란 반드시 타고 태어난 기질이 그대로 유지되는 것이 아니고, 계절에 따라 변하기도 합니다. 또한 각 체질마다 계절에 대한 신체 반응이 다를 수 있기 때문에, 계절에 맞는 식재료를 사용하는 것 또한 중요합니다.

3) 예방을 위한 식단: 약선은 기본적으로 질병을 예방하고 일상의 스트레스 및 피로를 줄이기 위한 식이 요법을 중

요하게 다룹니다.

❷ 항암 약선

항암 약선은 식재료의 특성을 살려 체내 균형을 맞추고 면역 기능을 증진시켜 컨디션을 개선하는 방식으로서 암 예방 및 치료 보조로 활용됩니다. 주로 사용하는 것은 몸을 따뜻하게 하는 식재료와 면역력을 향상시키는 식재료입니다. 몸의 냉기를 없애고 기혈 순환을 원활하게 하며 독소를 배출하는 것이 주된 목표입니다.

제 경우, 항암 약선 요법을 시행하며 다음과 같은 구체적인 목표를 정했습니다.

· 암을 억제할 것
· 암으로 인한 증상을 가볍게 만들 것
· 암 치료로 인한 부작용을 가볍게 만들 것
· 암에 지지 않는 몸을 만들 것
· 기분이 나빠지지 않게 만들 것

그리고 부단한 노력을 통해, 현재 이 모든 목표를 달성했습니다.

항암 약선의 특징은 다음과 같습니다.

1) 면역력 향상: 항암 약선에서는 면역력을 높이고 암세포의 증식을 억제하는 식재료를 중요하게 여깁니다. 구체적인 예로는 버섯류(표고버섯, 잎새버섯 등), 녹황색 채소, 콩류 등이 있습니다.

2) 항산화 작용: 항산화 작용이 강한 식재료를 섭취하는 데 집중합니다. 구체적인 예로는 베리류, 녹차, 호두 등이 있습니다.

3) 염증 억제: 만성 염증은 암 유발 가능성을 높이기 때문에, 반대로 이를 억제하는 식재료는 암을 예방하는 효과를 냅니다. 구체적인 예로는 강황, 생강 등이 있습니다.

4) 독소 배출(디톡스): 체내 독소를 배출하는 데 도움이 되는 식재료 또한 중요합니다. 구체적인 예로는 우엉, 당근, 녹차 등이 있습니다.

항암 약선은 일반 약선에 비해 좀 더 특정적인 효과가 나타나는 식재료를 선택해야 합니다. 따라서 혼자서 시도하는 것보다는 전문가의 지도하에 진행하는 것이 좋습니다.

저 역시 서양 의학에 기반한 표준 치료를 하는 현직 암 전문의이자 약선 요법을 병행할 것을 권장하는 의사의 조언과 지도에 따른 약선을 기본으로 하고 있습니다.

설명드린 바와 같이 약선은 동양 의학의 식이 요법 중 하나로, '의식동원'이라는 개념에 기반합니다. 이는 '먹는 것'과 '약을 사용하는 것'이 같은 근원에서 발전한다는 뜻입니다.

즉 식재료가 가지고 있는 약리 효과를 활용하여 건강을 유지하고, 질병을 예방하거나 치료하는 것을 목적으로 하는 식이 요법이지요.

최근에는 동양 의학이 암 치료에 효과가 있다는 것이 과학적으로 증명되고 있고, 실제로 암을 치료한 실적도 꽤나 쌓여가고 있습니다. 하지만 아직까지 일본 의료 전반은 서양 의학 중심으로 돌아가고 있는 실정입니다. 요컨대 일부 한약 치료를 제외한 한의학적 치료는 대부분 자비 부담이기 때문에, 적극적으로 선택하기에는 다소 무리가 따릅니다. 실제로 금전적인 부분이 많은 사람들에게 현실의 벽으로 작용하고 있습니다.

하지만 의식동원이라는 말에서 알 수 있듯이, 우리가 일상에서 섭취하는 음식 자체에도 면역력 유지나 체력 회복 효과를 낼 수 있는 힘이 있습니다.

서양 의학의 치료 효과를 강화하는 데 도움을 주면서도 특별한 치료비는 들지 않는 훌륭한 보조 수단이 바로 약선이라는 뜻이지요. 또한 약선은 환자가 아닌 사람도 마음만 먹는다면 지금 당장 부담 없이 시작할 수 있는 건강한 식사법이기 때문에, 웰빙에 관심이 있는 분들이라면 누구든지 참여해보실 수 있답니다.

❶ 식재료의 약리 작용

약선에서는 식재료가 가진 약리 작용을 이해하고, 그 효과를 극대화할 수 있는 조합을 만들어냅니다.

예를 들어 몸을 따뜻하게 하는 식재료(생강, 마늘)와 몸을 차갑게 하는 식재료(오이, 가지) 등을 배합하는 등, 음양의 균형을 맞추는 것이 중요합니다.

❷ 계절과 체질의 조화

또한 약선에서는 사계절의 변화에 따른 식단, 즉 계절에 맞게 유동적으로 바뀌는 식단을 권장하고 있습니다.

사계절의 변화는 비단 자연계뿐만 아니라 인체에도 큰 영향을 미칩니다. 때문에 약선에서는 계절마다 달라지는 신체

의 요구에 식단을 맞추면, 신체가 계절 변화에 쉽게 적응할
수 있게 된다고 믿습니다.

·봄

봄에는 '간'의 기능이 활발해진다고 합니다. 간이 과도하게
작용할 경우 피로해지기 때문에, 스트레스와 짜증이 생기기
쉽습니다.

따라서 봄철 약선은 기본적으로 간장의 기를 원활히 흐르
게 하는 음식으로 이루어집니다. 향긋한 채소, 허브, 신맛이
나는 과일 등 가볍고 신선한 식재료를 사용해 간장의 기능을
돕는 것이지요.

또한 봄은 겨우내 쌓인 체내 노폐물을 배출하기 좋은 계절
입니다. 따라서 해독 작용을 하는 음식이나 소화를 돕는 음식
을 섭취하면 도움이 된다고 해요.

·여름

여름은 신체의 양기가 가장 왕성한 계절이자 외부적으로도
많은 열이 발생하는 계절입니다. 동양 의학에서는 여름이 혈
액을 순환시키고 정신적인 안정을 유지하는 '마음'과 밀접한
관련이 있다고 보는데요. 더위가 계속되면 마음의 기능이 흐
트러져 열사병, 불면증, 짜증 등이 발생하기 쉬워집니다.

따라서 여름 약선은 몸의 열을 식히고 마음을 안정시키는 식재료로 구성됩니다. 예를 들어 오이, 수박, 두부, 녹차 등 차가운 성질의 식품을 섭취합니다.

단, 차가운 음식을 과다 섭취할 경우 위장이 차가워져 소화불량을 유발할 수 있으므로 과다 섭취에 주의해야 합니다.

·가을

수확의 계절인 가을에는 점차 기온이 낮아지고 건조해지지요. 이 계절은 인체의 장기 중에서도 '폐'와 밀접한 관련이 있어 주로 호흡기 및 피부 건강에 영향을 미치는 것으로 알려져 있습니다.

특히나 가을의 건조함은 폐의 수분을 빼앗아 기침, 피부 건조, 변비 등의 증상을 유발할 수 있습니다. 그래서 가을 약선은 폐를 촉촉하게 하고 건조함을 막아주는 배, 풍년초, 꿀, 무 등의 식재료를 주로 활용합니다.

또한 가을은 지치기 쉬운 여름 뒤에 오는 계절이므로, 여름 내 소진했던 에너지를 보충하고 몸을 따뜻하게 만드는 식품을 균형 있게 섭취하는 것이 좋습니다.

·겨울

겨울은 음기가 가장 강해지는 계절입니다. 겨울이 오면 자연은 휴식과 축적의 시기로 접어들지요.

또한 겨울은 '신장'과 관련된 계절입니다. 그러니 신장의 기운을 강화하는 음식을 섭취하는 것이 관건이에요.

겨울 약선은 또한 몸을 따뜻하게 하고 에너지를 저장하는데 도움이 되는 양고기, 닭고기, 마늘, 생강 등의 음식으로 이루어집니다. 이는 모두 따뜻하고 열이 많은 음식들입니다.

겨울에 가장 중요한 것은 몸을 속부터 따뜻하게 하여 기운을 유지하는 것입니다.

이처럼 계절과 체질에 맞는 식재료를 사용해 신체의 균형을 맞추는 것이 약선의 특징입니다.

❸ 오미, 오색, 오성

약선에서는 식재료를 오미五味, 오색五色, 오성五性 세 가지 요소로 분류하며, 각각의 특성을 이해하고 조합하여 몸의 균형을 맞춘다는 개념이 있습니다. 하나씩 살펴보겠습니다.

· 오미五味

오미란 식재료가 가지고 있는 5가지 미각, 즉 신맛, 쓴맛, 단맛, 매운맛, 짠맛을 뜻합니다. 각각의 맛이 서로 다른 신체 기관과 깊게 관련되어 있으며, 미치는 영향 또한 다릅니다.

	특징	효과	대표 음식
신맛	수렴 작용(수축 작용)이 있어 체내의 기운을 수렴하고 땀과 체액이 새는 것을 방지하는 역할을 합니다.	간의 작용을 돕고, 정신을 안정시키는 효과가 있습니다. 또한 근육과 힘줄을 부드럽게 하며, 피로 회복 효과도 있습니다.	식초, 매실, 감귤류 등
쓴맛	건조 작용이 있어 습기를 제거하고 체내의 과도한 열과 수분을 제거해줍니다.	마음의 기능을 돕고 정신을 진정시키는 효과가 있습니다. 또한 해독 작용이 있어 체내의 독소를 배출하는 데 도움을 줍니다.	커피, 여주, 샐러리, 찻잎 등
단맛	에너지를 보충하고 몸을 튼튼하게 만드는 데 효과적입니다. 전신의 조화를 돕습니다.	비장의 작용을 돕고, 소화를 촉진하여 체력을 강화시켜줍니다. 또한 근육의 긴장을 풀어주고 심신을 이완시키는 효과가 있습니다.	쌀, 감자, 호박, 꿀, 감초 등
매운맛	발산 작용이 있어 체내의 기를 순환하게 하고, 냉기를 없애줍니다.	폐의 기능을 도와 감기를 예방하고, 기의 순환을 개선하여 체내의 과도한 수분을 배출하게 합니다.	생강, 파, 고추, 무 등
짠맛	연화 작용이 있어 딱딱한 것을 부드럽게 하고, 해독 작용을 하며 배변을 촉진합니다.	신장의 작용을 도와 체내 수분을 조절하고 노폐물을 배출하게 합니다. 또한 혈압을 안정시키는 작용도 있습니다.	소금, 해조류, 어패류, 된장 등

· 오색五色

오색은 식재료가 가지고 있는 5가지 색인 청색, 적색, 황색,

백색, 흑색을 의미합니다. 이 색은 신체의 각 기관 및 기능과
도 연관되어 있습니다. 오색 식재료를 균형 있게 섭취하면,
전신의 건강을 유지할 수 있습니다.

	특징	대표 음식
청색	푸른색과 녹색의 식재료는 간의 기능을 돕고, 눈과 근육의 건강을 유지시키는 효과가 있습니다. 또한 스트레스 해소에도 도움이 됩니다.	녹황색 채소, 브로콜리, 피망, 녹차 등
적색	붉은색 식재료는 심장의 기능을 강화하고 혈액 순환을 촉진합니다. 따라서 기를 보충하고 정신적인 활력을 높이는 효과가 있습니다.	토마토, 당근, 붉은 피망, 딸기 등
황색	노란색 식재료는 비장의 기능을 돕고 소화 기능을 강화하며 몸을 따뜻하게 만듭니다. 또한 기의 순환을 좋게 하여 몸 전체의 균형을 잡아줍니다.	호박, 옥수수, 감자, 바나나 등
백색	흰색 식재료는 폐를 촉촉하게 하고 면역력을 강화하며 호흡기를 보호하는 작용을 합니다. 또한 기를 보충하고 몸을 상쾌하게 해줍니다.	무, 양파, 두부, 흰쌀밥 등
흑색	검은색 식재료는 신장을 강화하고 에너지를 저장하는 효과가 있습니다. 또한 노화를 방지하고 신체의 면역력을 높이는 데 도움을 줍니다.	검은깨, 검은콩, 김, 목이버섯 등

· 오성五性

오성이란 식재료의 성질을 한寒, 냉冷, 평平, 온溫, 열熱,
오행五行의 다섯 가지로 나누어 신체에 미치는 온열의 영향
에 따라 분류한 것입니다. 체질과 기후에 따라 식품을 선택하

면 몸의 균형을 유지하는 데 도움이 된다는 개념이지요.

	특징	대표 음식
한기 (寒気)	몸을 차갑게 하는 작용이 있어 체내의 과도한 열을 식혀주는 효과가 있습니다. 염증이나 열성 질환에 효과적입니다.	수박, 오이, 바나나, 녹차 등
냉기 (冷氣)	한성만큼은 아니지만, 몸을 차갑게 하는 작용을 해 열을 내려주는 효과가 있습니다. 서늘한 성질의 식재료는 여름철 더위를 많이 타거나 열이 많은 체질에 적합합니다.	토마토, 가지, 멜론, 콩 등
평기 (平氣)	체온에 큰 영향을 주지 않고 균형을 유지하는 식재료입니다. 계절이나 체질에 관계없이 누구나 쉽게 섭취할 수 있는 성질입니다.	쌀, 밀, 콩, 대추 등
온기 (温氣)	몸을 따뜻하게 하고 냉증을 개선하는 작용이 있습니다. 추운 계절이나 몸이 찬 사람에게 적합합니다.	생강, 마늘, 양고기, 산초 등
열기 (熱氣)	몸을 몹시 따뜻하게 만들고 기운을 북돋아주는 작용이 있습니다. 몸을 따뜻하게 해주기 때문에 추위를 많이 타는 사람이나 겨울에 적합하지만, 열성 질환이 있는 경우 부적합합니다.	고추, 후추, 양고기, 부추 등

오미, 오색, 오성은 약선 요리에서 식재료를 선택할 때 중요한 지침이 되어줍니다. 이러한 요소들을 잘 조합하면 체내의 균형을 조절하고 건강을 유지하는 데 도움이 됩니다.

예를 들어, 추운 겨울에는 따뜻하고 열성이 있는 식재료, 즉 붉은색 식재료나 검은색 식재료를 사용해 몸을 따뜻하게 하면 좋습니다.

반면 여름에는 차갑고 서늘한 성질의 식재료, 즉 청색과 백색의 식재료 등을 사용해 몸의 열을 식히고 더위에 대응할 수 있겠죠.

또한 체질에 따라 오미와 오색을 적절히 섭취하면 특정 장기와 기능을 강화해 질병을 예방하고 치료하는 데도 도움이 됩니다.

예를 들어 간 기능이 약한 사람은 신맛이 나는 푸른색 식재료를 섭취해 기의 순환을 원활하게 하면 좋습니다.

각각의 식재료가 가진 오미, 오색, 오성의 특징을 이해하고 계절과 체질에 맞는 식단을 실천하면, 약선 요리만으로도 신체 전반의 균형을 맞추는 데 효과적일 수 있습니다.

이러한 요소들을 고려해 식단을 짜고, 이렇게 구성된 식단을 의식적으로 실천함으로써 신체 각 장기와 에너지의 흐름을 조절하여 건강을 유지할 수 있습니다.

약선을 하는 데 특별한 식재료나 요리법이 필요한 것도 아니니, 바쁜 현대인의 삶 속에서도 건강 관리가 가능해져 심신의 건강을 도모하는 데 도움이 될 것이라고 생각합니다.

저는 약선이 단순한 식이 요법이 아니라, 자연과 조화를 이루며 자신과 가족의 건강을 최상의 상태로 유지하기 위한 선조들의 지혜라고 생각합니다.

이번에는 항암 약선을 영양학적 관점에서 분석하고, 암의 예방과 치료에 도움이 되는 대표적인 영양소를 알아볼까요?

❶ 비타민 C, 비타민 E

둘 다 강력한 항산화 작용을 가지고 있어 체내 활성 산소 중화시켜 세포의 손상을 방지하고 보호합니다. 면역 기능을 향상시키고 암세포의 증식을 억제하는 데 도움을 줍니다.

또한 콜라겐 생성을 도와 피부와 혈관을 건강하게 만들어 주며, 장벽 기능을 강화하므로 면역 기능을 증강시켜 감염을 예방하고 암세포의 증식을 억제하는 역할을 합니다.

❷ 폴리페놀

폴리페놀은 강력한 항산화 물질로, 체내 활성 산소를 제거하여 세포 손상을 방지하고 염증 반응을 억제합니다. 이는 암

세포의 증식을 막거나 암화 과정에 관여하는 유전자 작용을
조절하여 암의 진행을 늦추는 작용을 합니다.

❸ 베타카로틴, 비타민 D

베타카로틴은 정상 세포의 성장과 분화를 촉진하여 암세포
의 형성을 방해하고 증식을 억제하며, 면역 기능을 향상시키
는 효과를 나타냅니다.

또한 비타민 D는 세포의 성장과 분화를 조절하여 비정상
적인 세포의 증식을 억제하는 작용을 합니다. 면역 기능을 강
화해주기 때문에 암세포를 공격하는 면역 세포의 작용을 돕
습니다.

❹ 오메가3 지방산

강력한 항염증 작용을 하기 때문에 체내의 만성 염증을 억
제하고 암 발생 위험을 감소시킵니다.

만성 염증은 암의 발생과 진행의 원인 중 하나이므로, 이를
억제하는 것은 대단히 중요합니다.

암을 완전히 통제할 수는 없더라도, 암 진행 과정을 늦추거
나 세포자멸사(일정 단계를 거쳐 세포가 자연사하는 과정. 일반적으로 손상이
큰 세포의 경우 더 이상 회복하지 않고 죽게 되는데, 암세포는 이런 과정이 제대로 발
생하지 않고 계속 증식하는 특성이 있습니다.)를 촉진하고 비정상적인 세

포를 제거하는 작용을 적극적으로 활용해야 합니다.

❺ 플라보노이드

플라보노이드는 강력한 항산화 작용과 항염증 작용을 가지고 있어 체내 활성 산소를 제거하여 세포 손상을 방지합니다.

또한 암세포의 증식을 억제하고 세포 사멸을 촉진하여 암세포를 제거해줍니다.

베리류(블루베리, 딸기 등), 녹차, 카카오, 감귤류 등에 많이 함유되어 있어 간식이나 디저트로 섭취하면 좋습니다.

❻ 아연

아연은 면역 체계의 정상적인 기능을 유지하는 데 필수적인 성분이며, 암세포에 대한 면역 반응을 강화시킵니다.

또한 DNA 합성 및 복구, 세포의 정상적인 분열, 복구 및 성장을 촉진하여 암세포의 비정상적인 증식을 막는 데 효과가 있습니다.

주로 굴, 붉은 살코기, 콩류, 견과류에 많이 함유되어 있습니다.

여기까지가 항암 약선 식단에 포함시켜야 할 대표적인 영양소입니다. 독한 항암제 주사를 맞고 방사선 치료를 받는 것만이 항암이 아니고, 건강한 세포의 성장을 촉진하여 암세포가 증식할 공간을 주지 않고 암세포의 활동을 방해하는 것 역시 항암입니다. 그러니 음식도 항암에 쓰일 수 있는 거지요.

우리는 먹어야 살 수 있습니다. 즉, 매일 입으로, 또 몸으로 들어가는 것이 음식인 셈입니다. 어차피 먹을 것이라면 항암 작용을 하는 영양소가 있는 식품을 의식하여 적극적으로 섭취하는 게 건강에 더 좋은 결과를 가져오겠죠?

5. 음양과 오행

동양 의학의 사고 기저에는 '음약'과 '오행'이라는 이론이 자리 잡고 있습니다.

이 이론에서 가장 중요한 것은 만물이 전체적인 균형과 조화를 유지해야 한다는 것으로, 동양 의학에서의 음양오행은 체내의 에너지 균형과 각 장기의 기능을 조절하여 전체적인 건강 상태를 양호하게 유지하는 것이 목표라고 보시면 될 것 같습니다.

즉, 동양 의학은 인간의 몸과 마음을 하나로 보고 자연과의 조화 속에서 건강을 유지한다는 포괄적인 관점에서 사고합니다. 그래서 개별적인 질병이나 불쾌감을 단순한 증상으로만 보지 않고, 몸의 전체적인 균형이 깨진 상태라고 이해하며 그것을 조절하는 것을 중요하게 생각합니다.

❶ 음양의 균형

음양론은 중국 고대 철학에 근거한 개념으로, 모든 사물과 사건이 음과 양으로 나뉘어 있고 항시 서로 부족함을 보완하고 균형을 이루며 존재한다는 사고를 바탕으로 합니다.

이 이론에 입각해 해석하자면 모든 사물은 음양의 상호작용으로 이루어져 있습니다. 이 상호작용이 조화를 이루고 있는 상태가 건강하고 안정된 상태이고, 조화가 깨진 상태에서는 불균형으로 인한 질병이 발생합니다.

음양론적 시각에서는 신체 역시 음양의 균형을 이루어야 건강한 상태입니다. 어느 한쪽이 과하거나 부족한 상태는 질병의 원인이 되므로, 치료를 위해서는 음양의 균형을 다시 맞추어야 한다고 보지요.

음과 양은 상호 의존적이기 때문에, 한쪽이 없으면 다른 쪽도 존재할 수 없습니다. 이는 태양이 뜨면 달은 그림자가 되는 것과 마찬가지입니다. 어느 한쪽이 좋거나 나쁜 것이 아니며, 음과 양이 모두 필요한 존재로서 서로 균형을 이루는 것이 가장 중요합니다.

여담입니다만, 이 이론은 삶을 바라보는 태도에도 상당히 긍정적인 영향을 준다고 생각합니다. 빛(양)이 없으면 그림자(음)가 생기지 않고, 그림자가 없으면 빛도 인정받지 못한다는 이치는 세상 만상萬象 헛된 것이 없으며, 모든 것이 존중받을 가치가 있다는 겸손함을 일깨워주는 것 같지 않나요?

❷ 기·혈·수의 조화

동양 의학의 또 다른 기초적 이론에는 '기氣', '혈血', '수水'라는 개념이 있습니다. 이는 몸속을 항상 순환하는 세 가지 요소인데요. 이것의 균형이 잘 잡혀 있어야 건강한 상태이며, 세 요소의 조화가 깨지면 병이 생긴다고 보는 것이지요.

이 중 가장 중요한 것으로 여겨지는 요소는 기입니다. 기는 대기나 음식물로부터 흡수되는 신체의 에너지원으로서 신체를 순환하는 생명 에너지를 뜻합니다. 때문에 기가 부족하거나 정체되면 신체에 불쾌한 증상이 나타난다고 여겨지지요.

우선, 기에는 천공기天空氣와 지기地氣가 있습니다.

한자를 통해 유추할 수 있듯이 천공기는 공기, 즉 산소와 같은 것들을 뜻한다고 생각하시면 됩니다. 폐에서 흡수되어 혈액을 타고 몸속을 돌아다니며 세포에 활력을 불어넣는 역할을 하지요.

지기는 대지의 기, 즉 땅에서 나고 자라는 물과 음식 등을 말합니다. 입으로 섭취한 음식은 위장에서 소화되고 장에서 흡수되어 우리 몸에 영양을 공급합니다.

다음으로 혈을 알아볼까요? 혈은 혈액 및 혈중 영양분으로, 산소와 영양분을 전신의 세포로 운반하는 트럭과 같은 역할을 합니다.

따라서 혈액이 부족하거나 정체되면 필요한 작업량을 보충하기 위해 심장이 혈액을 보내는 횟수를 늘리게 되고, 이렇게 되면 맥박이 빨라집니다.

평상시 맥박이 평균적인 수준보다 빠르게 뛴다면 이는 심장이 부하를 일으키고 있는 것입니다. 이런 상태가 자주 반복된다면 심계항진이나 어지럼증을 유발할 수 있으며 좋지 않은 상태입니다.

따라서 평소 자신의 평균 심박수를 파악해두면 컨디션이 좋지 않을 때 판단할 수 있는 자료가 되므로 매우 유용합니다. 일 분 동안 맥박수를 재고 기록하면 끝나는 간단한 일이기 때문에 의료 지식이 없는 누구라도 혼자서 할 수 있답니다. 꼭 권장해드리고 싶네요.

물은 혈액을 제외한 모든 체액(땀, 타액, 소변, 관절액 등)을 뜻합니다. 신체는 노폐물을 배출하면서 우리 몸에 필요한 수분의 균형을 유지합니다. 인체의 60~70%가 물로 이루어져 있다는 말이 있듯이 물은 우리에게 없어서는 안 되는 것이지만, 너무 과도하게 쌓여 있는 상태 역시 좋지 않습니다. 음양론적으로 분류하자면 일본인들은 대부분 허증虛証(음의 체질)이라고 합니다. 일본은 섬이기 때문에 사방에 바다가 있고, 땅 또한 물을 많이 함유하고 있으며 곳곳에 숲이 많아서 그렇다고 하네요. 게다가 최근 일본인의 섭식 생활이 변화하며 동물성 단백질 섭취가 증가했고, 절임이나 발효 식품의 섭취는 감소했으며, 설탕 및 첨가물을 과다 섭취하는 경향이 있어 사람들의 몸이 차가워지고 있는 상황입니다.

몸이 차가워지면 체질이 약해지고 기혈이 쇠약해지게 됩니다. 이는 신체의 방어 기능이 저하된다는 것과 동어이며, 따라서 암이 발생하기 쉬운 상태가 되거나 이미 발병한 암을 증식시키는 결과를 낳을 수도 있습니다.

그래서 항암의 관점에서 필요한 것이 바로 '자양강장'입니다. 자양의 식재료는 신체를 튼튼하게 하고, 기와 혈의 순환을 도와 면역력을 높여줍니다.

특히 암 치료의 포인트는 '자양'의 우선적 도입이라고 할 수 있겠습니다. 다음과 같은 것을 목표로 삼으면 좋습니다.

1) 항암제 부작용을 줄입니다.

암의 치료, 암의 진행으로 인한 체력 저하 때문에 병상에 누워 와병 생활만 하는 것을 방지할 수 있습니다.

2) 암의 증식을 억제합니다.

치료 중이라고 해서 항상 괴로워해서는 안 되겠지요? 긍정적으로, 나만의 즐거움을 느끼며 생활하기 위해서라도 체력을 기르는 것은 도움이 됩니다.

저 또한 암에만 골몰하는 대신, 제 몸을 더 튼튼하게 유지하는 것에 집중하게 된 후 두려움과 불안을 많이 덜어낼 수 있었습니다. 여행 등으로 치료를 쉬는 경우가 생기더라도 '항암 치료를 건너뛰어서 어떡하지?'라며 전전긍긍하는 대신 오히려 편안히 몸을 쉬게 할 수 있는 기회라고 생각하게 된 거지요.

두려움도, 만족감도 결국 내 안에서 오는 내 감정입니다.

똑같은 일을 마주하더라도, 받아들이는 방식에 따라 긍정적으로도 부정적으로도 생각할 수 있는 거잖아요? 그러니 여러분들도 우울에 매몰되지 않고 항상 긍정적으로 살아가실 수 있다면 좋겠습니다.

❸ 감정적 안정

한 가지 더 알아두어야 할 것은, 감정과 정신도 암의 원인이 될 수 있다는 사실입니다.

인간에게는 분노, 기쁨, 걱정(생각), 우울, 두려움, 슬픔, 놀라움 등의 여러 가지 감정이 존재합니다. 그리고 이 감정들 하나하나가 특정 장기와 연결되어 영향을 미친답니다.

이러한 감정들을 과도하게 품고 있으면 몸 안의 에너지 흐름이 흐트러지면서 면역 기능이 저하되고, 호르몬 균형이 깨져 질병을 유발할 수 있다고 합니다.

감정은 누구에게나 있는 자연스러운 것이지만, 너무 지나치면 독이 됩니다. 뭐든지 과유불급이라는 것이지요. 특정 감정에 대한 너무 강한 경향은 암 발병률을 증가시킬 수도 있습니다.

예를 들어 위암의 경우, 걱정이 지나치게 많은 경향이 있는 사람에게서 많이 나타난다고 합니다. 고민과 걱정이 스트레스를 부르고, 소화 불량을 유발하기 때문이라고 하네요. 여기서의 소화는 단지 음식물을 소화하는 일뿐이 아니라 인간관계나 가족 관계 등에 대한 소화, 즉 다른 사람을 받아들이고 소통하는 일도 의미합니다.

각 감정과 건강의 상관관계에 대해 간략히 설명하자면 다음과 같습니다.

·분노

흔히 '화'라고도 하는 분노는 장기 중에서도 '간'에 특히 많은 영향을 미칩니다. 화가 쌓이면 간의 기가 정체되어 '간울증'이 초래되는데, 이 상태가 장기간 지속되면 체내 에너지 흐름이 나빠지며 스트레스가 축적되기 쉬워집니다.

때문에 만성적인 분노는 면역 기능 저하와 호르몬 균형 파괴로 이어지고, 암 발생 위험을 높일 수 있습니다.

·기쁨

기쁨은 심장과 관련되어 있습니다. 기본적으로 긍정적인 감정이지만, 기쁨이 지나치면 심장에 부담을 주는 것으로 알려져 있습니다. 특히 과도한 흥분이나 극도의 기쁨은 정신적 균형을 깨뜨리고 마음의 에너지를 교란시킬 수 있습니다.

기쁨의 과다 상태가 지속되면 면역력 저하와 자율 신경 교란으로 이어질 수 있으며, 이는 암 발병 위험을 높이게 됩니다.

·걱정(생각)

걱정은 주로 비장에 영향을 줍니다. 때문에 과도한 생각과 걱정은 소화 기능을 저하시키고 체내 수분 대사를 방해하게 됩니다.

비장이 약해지면 소화 흡수 기능이 약해지면서 신체에 필요한 영양이 부족해질 수 있습니다.

영양이 부족해지면 자연스럽게 면역 기능이 저하되므로, 암 발병률에도 나쁜 영향을 미치겠지요.

·슬픔(우울)

슬픔은 폐와 밀접하게 관련된 감정입니다. 깊은 시름이나 우울은 폐의 기운을 약하게 만들고, 이는 호흡 기능의 저하로 이어지며 산소 공급의 부족을 초래할 수 있습니다. 이는 면역 력을 떨어뜨려 체내 암세포의 증식을 촉진할 수 있을 뿐만 아 니라, 심리적 스트레스를 유발하여 암의 진행을 가속화할 수 있는 위험을 초래합니다.

·두려움(불안)

두려움은 신장과 연결된 감정입니다. 신장의 기운이 약해 지면 신체의 기초 생명력이 저하되고 호르몬 균형이 깨지며 면역력이 저하됩니다.

특히 만성적인 불안은 신체 전반의 방어 기능을 약화시키 기 때문에 암의 발병과 진행에 악영향을 미칠 수 있습니다.

·경악(놀람, 충격)

충격은 쉽게 떠올릴 수 있듯이 심장과 관련되어 있으며, 또한 신장에도 관여합니다. 충격은 심신의 에너지를 교란시켜 급격한 스트레스 반응을 일으키고 자율 신경의 교란을 유발합니다. 자율 신경의 교란은 면역 기능의 저하로 연결될 수 있습니다.

또한 강한 충격이 신장에 영향을 미치면 신장의 기운이 소모되며 몸 전체의 생명력이 약화될 수 있기 때문에, 이 상태가 지속된다면 암 발병 위험률이 증가하게 됩니다.

항암 약선은 기본적으로 음식 섭취를 기반으로 하는 식이 요법입니다. 따라서 소화의 경로, 즉 섭취하는 입과 소화하는 위장 등의 건강을 잘 조절하는 것이 중요합니다.

또한 음식이 입으로 들어와 항문을 통해 빠져나갈 때까지의 소화기 계통 전반을 정돈하는 것을 의식하며 기-혈-수 순환을 촉진하는 식사를 하는 것이 약선 식단의 기본입니다.

그 위에 몸을 따뜻하게 만드는 것을 의식하며 자양과 정혈 (혈액의 탁한 기운을 없애고 흐름을 좋게 하는 것)을 위한 식사를 합니다. 특별한 것을 준비할 필요도 없습니다. 기본적으로 기억해야 할 것은, 암 환자 중에 특히 많은 허증 체질의 경우 마늘, 생강, 닭고기와 같이 몸을 따뜻하게 하는 식재료를 섭취하면 체내의 균형을 맞출 수 있다는 사실입니다.

덧붙이자면, 음양론은 풍수에도 적용되는 이론입니다. 즉 풍수지리에 따른 집의 설계나 가구 배치는 음양의 균형을 고려한 것입니다.

❹ 오행의 균형

오행이란 자연계의 모든 것이 목, 화, 토, 금, 수의 다섯 가지 요소로 구성되어 이들이 서로 영향을 주고받으며 균형을 이룬다고 보는 이론입니다.

오행은 또한 인간의 특정 장기나 기능과 연관되어 있습니다. 오행 사상에서는 이들 장기가 오행의 에너지와 조화를 이루며 기능할 때 전신의 건강이 유지된다고 믿습니다.

·목木

목, 즉 나무의 기운은 간과 담에 영향을 줍니다.

나무는 봄을 대표하고 성장과 활력을 상징합니다. 따라서 목의 기운이 균형을 잃으면 간울증을 유발할 수 있습니다. 간은 기의 흐름을 조절하고 혈액을 저장하며 정화하는 역할을 하는데, 스트레스나 분노가 과도하게 쌓이면 간의 기운이 정체되며 체내 에너지의 흐름이 나빠지게 됩니다. 이는 간이나 담관과 관련된 암의 유발률을 높일 수 있습니다.

· 화火

불의 기운인 화는 심장 및 소장과 연관되어 있습니다. 불은 여름을 대표하며 활동과 열을 상징하는데, 불의 기운이 과도하면 마음의 에너지가 흐트러져 심화心火와 정신적 불안정을 유발합니다. 이로 인해 수면 부족, 불안, 스트레스 등이 나타날 수 있고, 이는 면역 기능 저하를 불러오게 됩니다.

또한 과도한 정신적 자극은 정신 건강에 악영향을 미쳐 암 발병률을 높일 수 있으며, 특히 심장 및 소장과 관련된 암의 위험을 증가시키는 것으로 알려져 있습니다.

· 토土

토의 기운은 위, 그리고 비장에 영향을 줍니다.

흙은 늦여름을 상징하며 영양과 성장을 의미하는데요. 흙의 기운이 균형을 잃으면 비장의 기능이 저하되고, 소화 흡수 기능이 떨어지며 체내 영양 상태가 나빠집니다. 여러 번 강조했듯이, 영양 상태의 불균형은 면역력 저하의 지름길입니다.

또한 위와 비장의 기운이 약해지면 체내 수분 대사가 원활하지 못하게 되므로 열과 가래가 쌓이기 쉽고 이는 소화기, 위, 췌장 등과 관련된 암의 발생률을 높일 수 있습니다.

·금金

금의 기운은 폐 및 대장에 관여합니다.

금은 가을을 상징하며 수렴과 방어를 의미합니다. 금의 기운이 약해지면 폐의 기능이 저하되어 몸 전체의 산소 공급이 부족해지고 면역력이 떨어지게 됩니다.

또한 폐의 기운이 약해지면 외부 침입자(바이러스나 세균 등)에 대한 신체 방어 능력이 떨어지기 때문에 암세포가 증식하기 쉬운 환경이 되며, 이는 폐암이나 대장암의 유발률을 높일 수 있습니다.

·수水

수는 신장 및 방광과 관련 있는 기운입니다.

수는 겨울을 대표하며 축적과 보존을 상징합니다. 물의 기운이 균형을 잃으면 신장의 기능이 저하되어 몸 전체의 에너지가 약해집니다.

신장은 신체의 기본적인 생명력을 관장하고 호르몬 균형 및 체액 조절에도 관여하기 때문에, 이 기능이 약해지면 체내 호르몬 균형이 깨지고 면역력이 저하되는 결과를 초래합니다. 이는 특히 신장암, 방광암, 생식기 관련 부위의 암 발생률을 높인다고 알려져 있습니다.

여기까지 너무 무시무시한 이야기들이었나요? 하지만 이는 어디까지나 설명을 위해 음양오행의 균형이 깨져 신체의 기능이 약해졌을 때를 말씀드린 것이니 안심하세요. 이들 장기가 오행의 기운과 조화를 이루며 기능하면 전신의 건강을 유지할 수 있답니다. 그리고 이 조화를 돕기 위해 약선이 존재하는 것이고요.

약선에서는 식재료를 고를 때 오행의 균형을 맞추는 것을 고려합니다. 설명했듯이 각 식재료마다 오행의 기운이 깃들어 있고, 이를 보충함으로써 몸의 균형을 맞출 수 있다는 것이 약선의 바탕이 되는 사상이기 때문입니다.

예를 들어, 간(木)이 허약한 경우 약선에서는 신맛이 나는 음식인 감귤류나 식초 등을 추천합니다. 신맛이 나무의 기운을 보충하고 간 기능을 강화한다고 보기 때문이지요.

또한 오행에는 봄-목木, 여름-화火, 늦여름-토土, 가을-금金, 겨울-수水로 각각 대응되는 계절이 있기 때문에, 각 계절에 맞는 약선 식단을 챙기면 더욱 효과적입니다.

예를 들어 여름에는 불의 기운이 강해지기 쉬우니 몸을 차갑게 하고 열을 없애는 여주나 녹차 등을 식재료로 사용하는 식입니다.

반면 겨울에는 신장(水)을 강화하기 위해 따뜻한 국물이나 자양강장 효과가 있는 검은깨, 구기자 등을 활용하면 좋겠죠.

또한 오행의 상호작용에는 상생(기운이 서로 보완하는 것)과 상극 (기운이 서로 억제하는 것)의 관계가 있습니다.

약선에서는 이 상생과 상극의 이론을 이용해 어떤 식재료를 조합할지를 결정합니다.

가령 불의 기운이 과도할 때는 물의 기운을 보완하는 식재료를 선택해 상극의 방식으로 균형을 맞추고, 반대로 어떤 기운이 부족하다면 그 기운을 보충할 수 있는 식재료를 선택해 상생의 방식으로 균형을 맞추는 겁니다.

6. 항산화 작용

약선은 항산화 작용을 활용하여 활성 산소에 의한 세포 손상을 줄이는 것으로 알려져 있습니다.

예를 들어, 항산화 물질이 풍부한 채소나 과일을 적극적으로 섭취하면 체내의 산화 스트레스를 줄여 항암제 치료의 부작용을 덜 수 있습니다.

또한 한약재를 활용한 약선도 몸의 기운을 조절하는 작용을 하므로 항암 치료 효과를 높이는 데 도움을 준다고 합니다.

녹차나 홍차 등의 찻잎에도 항산화 작용이 있기 때문에, 암 치료 중에는 차를 적극적으로 섭취할 것이 권장됩니다. 녹차에 함유된 카테킨과 폴리페놀은 암세포의 증식을 억제하는 데도 효과가 있습니다.

따라서 녹차와 한약재를 활용한 약선 요리를 꾸준히 섭취한다면, 항암제 치료 중인 암 환자의 체력과 면역력을 보존하고 치료 효과를 높이는 긍정적인 결과를 얻을 수 있습니다.

항산화 작용은 암 예방과 치료에 무척 중요한 역할을 합니다. 체내의 산화 스트레스는 암을 유발하는 활성 산소의 생성을 촉진하고 세포와 DNA를 손상시킬 수 있습니다. 바로 이 체내 산화 스트레스를 제거하는 것을 항산화라고 합니다. 따라서 항산화 작용을 하는 식품이나 영양소를 섭취하면 암 발생 위험을 줄일 수 있는 거지요.

약선 요리에 사용되는 식재료와 조미료에는 항산화 작용을 하는 성분이 많이 포함되어 있습니다. 예를 들어 항산화 비타민과 폴리페놀이 풍부한 채소나 과일, 생강이나 마늘과 같은 향신료가 대표적입니다. 이러한 식재료들은 체내 활성 산소를 중화시키고 세포를 보호하는 작용을 합니다.

동양 의학의 관점에서 약선을 요약하자면 몸의 균형을 유지시켜 건강을 유지한다는 개념이라고 정리할 수 있겠네요. 체내 균형이 깨지면 질병이 발생하기 쉽다는 것이 동양 의학의 근간적 믿음이니까요. 그래서 약선 식단이 오행설과 음양설에 근거해 몸의 균형을 맞추고 면역력을 증강시킬 수 있는 식재료로 구성되는 겁니다.

약선 식단의 음식들은 몸을 따뜻하게 하거나 차갑게 하고, 막힌 기운을 풀어주거나 허한 기운을 보강해줍니다. 이는 몸의 컨디션을 조절하는 데 도움을 주고, 암세포의 성장 억제 및 면역 기능 향상이라는 효과를 나타낼 수도 있죠.

바로 전 부분에서 언급했듯이, 항암 약선의 경우 항산화 작용이 있는 식재료로 구성되니 암 예방 및 치료 보조 효과는 물론 한의학적 전반으로 건강을 증진하는 결과를 가져올 수 있습니다.

저는 약선이 단순한 영양학이 아니라 재료와 조미료를 어떻게 조합하느냐를 연구하여 몸에 도움을 주는, 훌륭한 대체 치료법 중 하나라고 생각합니다. 저 역시 매일 꾸준히 식단에 약선 식재료를 반영하고 있습니다.

그것이 수술이든, 방사선 치료든, 항암제 치료든, 암 치료 중에는 염증 반응이 유발될 수 있습니다. 염증 반응은 예를 들어 상처의 통증, 부종, 피부 가려움증 등으로 나타납니다.

또한 약물 치료의 부작용으로 관절통, 발열 등의 증상이 유발되기도 하니, 암 치료는 그야말로 염증과 떼려야 뗄 수 없는 관계입니다.

이럴 때 항염증 작용을 하는 식재료가 많이 포함된 약선 요리를 섭취하면 이러한 증상을 완화하거나 예방하는 데 도움이 될 수 있습니다.

예를 들어 생강이나 강황 같은 향신료는 염증을 억제하는 효과가 있다고 알려진 식재료입니다. 이러한 향신료를 사용한 요리를 섭취하면 암 치료로 인한 염증을 줄일 수 있습니다.

또한 오메가3 지방산이 풍부한 해산물과 견과류도 염증 억제 효과가 있습니다.

즉 채소와 과일이 풍부한 약선 요리를 준비한다면 항산화 작용과 함께 염증 억제 효과도 기대할 수 있다는 말이 되겠지요. 특히 비타민 C, 비타민 E, 카로티노이드 등 항산화 물질이 많이 함유된 식재료는 염증 반응을 감소시키는 작용을 합니다.

한약재를 활용한 약선도 체내 염증을 완화하는 효과가 있습니다. 한약은 몸의 균형을 잡는 데 도움을 주기 때문에, 염증에 취약한 체질을 개선함으로써 치료 중 염증 반응을 완화하는 작용을 할 수 있습니다.

또한 녹차 등 찻잎에도 폴리페놀, 카테킨 등의 성분이 풍부하게 함유되어 있어 염증을 억제하는 효과가 있습니다. 암 치료 중 염증 반응을 줄이기 위해 차를 섭취해보시면 도움이 되지 않을까 싶습니다.

8. 면역 체계 활성화

약선은 항암 치료 중인 암 환자의 면역 체계를 활성화시키는 데 큰 도움이 됩니다.

일반적으로 암 치료는 골수를 억제하는 등 면역 체계에 상당한 부담을 줍니다. 이렇게 저하된 면역 기능 탓에 감염과 염증에 대한 저항력 또한 떨어지니, 항암 치료 자체가 암 환자에게는 약이자 독인 셈이죠.

하지만 약선 식재료를 잘 조합해 섭취하면 면역 체계의 활성화를 촉진하고 면역력을 높일 수 있기 때문에, 항암 치료를 받는 환자에게 약선은 든든한 보조가 되어줍니다.

  약선에는 면역력을 높이는 효과가 있는 식재료가 풍부하게 포함되어 있습니다.

  예를 들어 마늘, 양파 등은 면역력을 자극하는 작용을 하기 때문에 적극적으로 섭취하면 면역 기능을 향상시키는 데 도움이 됩니다.

  또한 비타민과 미네랄이 풍부한 채소 및 과일도 면역력을 높이는 데 도움을 주고요.

  특히 비타민 C, 비타민 D, 아연 등은 면역 기능을 향상시키는 효과가 있기 때문에 이러한 영양소가 함유된 식재료를 균형 있게 섭취하면 면역력을 강화시킬 수 있습니다.

  더불어 항산화 작용을 하는 식재료나 찻잎도 면역 체계를 활성화하는 효과가 있으므로, 암 치료 중에는 차를 적극적으로 섭취하는 것이 좋습니다.

  이처럼 항암 약선은 항암제 치료 중인 암 환자의 면역 체계를 활성화하는 효과를 가져올 수 있습니다. 그러므로 약선은 적절한 재료와 조리법을 통해 암 치료 시 면역력 저하를 예방하고 환자의 체력을 유지 또는 회복시켜 치료 효과를 극대화하는 데 중요한 역할을 할 수 있을 것이라고 생각합니다.

얼마 전 저는 한방 상담에서 만난 한의사에게 제 암 발병 경위와 그동안의 치료 내용을 이야기했습니다. 그랬더니 한의사 선생님께서 "약선 요법은 암 치료의 보조 수단으로 매우 강력한 힘을 발휘합니다. 특히 면역 기능을 강화하기 때문에 암 환자분들은 재발, 전이를 예방하기 위해서라도 꼭 약선 식단을 섭취하는 것이 좋습니다."라고 말씀해주시더군요.

그리고 이 책은 이미 한 차례 일본에서 전자책으로 출간된 적이 있는데요. 그 책을 읽은 독자분들께서도 "약선 요법을 도입한 후 컨디션이 안정되고 항암 치료의 부작용도 가벼워졌습니다. 특히 몸에 기운이 생기는 것이 느껴지고, 일상생활도 밝아지고 편해졌습니다."라는 메일을 보내주시고는 한답니다.

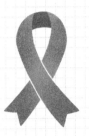

제4장
표준 치료 이외의
보완 요법은 나쁜 것인가?

처음 암 진단을 받으면 가장 먼저 무엇을 떠올릴 것 같으신 가요? 왜 하필 나일까라는 원망, 앞으로는 어떻게 되는 것일 까라는 걱정, 사실이 아닐 것이라는 현실 부정 등, 다양한 생 각을 하게 되겠지요. 일단 암 진단을 받아들인 후 치료를 시 작하며 암이 작아지거나 사라졌을 거라고 기대하고 있는데, 느닷없이 '재발이나 전이가 있다'라는 말을 들으면 또 그때는 가장 먼저 무슨 생각을 할 것 같으신가요? 맞습니다. "아, 내 가 정말 죽겠구나."라는 극도의 불안감입니다.

제가 만난 암 환우들이 입을 모아 하는 말 중 하나가 바로 "처음 암 진단을 받았을 때보다 재발이나 전이 판정을 받았을 때가 몇 배나 더 힘들었어."입니다. 전적으로 동의합니다. 암 의 재발 및 전이는 암 생존자가 가장 듣기 싫어하는 말이라고 해도 과언이 아닙니다.

재발은 치료로 사라졌던 암이 다시 생기는 것을 말합니다. 그리고 전이는 암세포가 원발 부위(처음 암이 발생한 곳)에서 다른 부위로 이동하여 새로운 종양을 만들어내는 것을 의미합니 다. 일단 재발이나 전이가 발생하면, 치료 난도가 급격히 높 아져 완치를 기대하기 어려운 상황이 됩니다.

특히나 재발은 치료가 끝난 암 환자가 겨우 일상을 되찾아가는 시기에 발생하는 경우가 많아 큰 충격으로 다가옵니다. 수술을 받고, 그 독하다는 항암제 치료도 이겨내고, 머리카락도 가늘게나마 조금씩 자라기 시작하고 겨우 정상적인 식사를 할 수 있게 되었는데 다시 종양표지자 수치가 올라갔다거나, CT 검사 결과 예상치 못한 곳에 병소가 발견된다면 그 충격은 이루 말할 수 없을 것입니다.

한 번 겪어봤기 때문에 더 잘 아는 치료의 고통이 다시 찾아오게 될 것이라는 두려움, 그리고 암이 완치되지 않고 계속 진행되고 있다는 사실에 대한 불안감이 마음을 무겁게 짓누릅니다.

또한 전이가 발견되었다는 것은 암이 전신으로 퍼져나가고 있다는 것을 의미합니다. 몸속으로 퍼지기 시작한 암이 뼈, 뇌, 간과 같은 주요 장기로 전이되면 무시무시한 암성 통증과 장기 부전 등 심각한 증상을 유발해 삶의 질을 대폭 떨어뜨리게 되고, 생명에도 치명적일 수밖에 없죠.

이 단계에 이르면, 보통 치료 목표마저 '완치'가 아닌 '생명 연장'이나 '완화'로 바뀌게 됩니다. 저 역시 그랬습니다. 암으로부터 완전한 자유를 얻겠다는 희망보다는 그저 삶을 하루라도 더 연명하고자 하는 마음, 그리고 극심한 고통을 조금이나마 덜어보고자 하는 마음밖에 남지 않게 되는 거죠.

말하자면, 이때부터는 '시한부', '남은 수명'과 같은 단어가 머릿속을 스쳐 지나가며 남은 시간을 의식하지 않을 수 없는 심리 상태로 내몰리게 됩니다.

이렇게 벼랑 끝에 내몰린 것 같은 환자의 마음을 아는지 모르는지, 주치의는 아마 현재 암의 진행 정도에 따른 표준 치료법이 무엇인지에 대해 담담하게 설명하겠지요. 그 모습이 야속하게 느껴질 정도예요.

만약 당신이라면, 그 순간 자신이 암을 계속 치료해서 완치하는 이미지를 상상할 수 있을까요? 그리고 자신의 마음을 가라앉히고 정리하여 적절한 치료법을 선택할 자신이 있으신가요?

재발 암과 전이 암은 초기 암에 비해 치료에 대한 저항성이 높습니다. 때문에 사용할 수 있는 치료법 역시 제한적일 수 있습니다.

그중에서도 재발 암은 이전 치료에서 사용한 약제에 내성이 있는 경우가 많아 새로운 치료제를 선택해야 하므로 선택의 폭이 좁아질 수밖에 없습니다.

또한 전이된 암을 치료할 경우, 전이 부위가 원발 부위에서

멀리 떨어져 있거나 주요 장기로 전이되었다면 일반적으로 전신 요법(항암 화학 요법이나 면역 요법 등)을 사용합니다. 이러한 치료는 전신에 걸쳐 강한 영향을 미치고 심각한 부작용이 따르는 경우가 많아 환자의 체력이나 면역력이 저하된 상태에서는 시행하기 어렵습니다.

일부 환자들은 남은 인생의 소중한 시간들을 부작용으로 인한 고통에 빼앗기고 싶지 않아 항암제 치료를 거부하기도 합니다.

여러 차례 언급했듯이 저는 개개인의 선택 모두가 소중하고 존중받아야 한다고 생각합니다. 하지만 단지 고통이 싫고 두렵기 때문에 치료 거부를 선택해야 하는 상황이라면, 저처럼 고농도 비타민 C 링거 주사나 항암 약선 요법 등을 통해 부작용과 고통을 완화하고 항암 치료를 진행할 수 있었던 사람도 있다는 사실을 기억해주셨으면 좋겠습니다. 이러한 보조 수단들이 암 환자 여러분들의 선택의 가능성을 조금이라도 넓혀줄 수 있기를 바랍니다.

2. '근거가 없다'는 부정

일반적으로 병원의 이념에는 '환자의 권리'라는 문구가 자주 등장합니다. 제가 다니는 병원에도 '환자의 권리를 존중한다'라는 말이 적혀 있지요.

그럼에도 불구하고, 항암제 치료를 받는 환자가 주치의에게 "고농도 비타민 C 링거 주사 요법을 병행하고 싶습니다."라고 말한다면, 아마도 "그럼 저희 병원 대신 비타민 C 링거 주사를 놔주는 병원에서 계속 치료받으세요."라는 말이 돌아올 가능성이 높습니다.

맞습니다. 이렇게 되면 표준 치료를 종료할 수밖에 없어집니다. 병원 입장에서는 환자의 병세가 악화되거나 나아졌을 때, 자신들이 처방한 약과 대체 치료 요법 중 어느 것이 효과를 내고 있는지 판단할 수 없는 경우를 염두에 두고 거절하는 것이라고 합니다.

병원이라는 곳은 의사 한 사람의 독자적인 판단만으로 치료 방침을 결정하는 곳이 아닙니다. 의료 안전 측면에서도 항암제 투여 계획이 만들어지면 이를 바로 시행하는 것이 아니라 심사를 거쳐야 합니다.

그래서 우리가 표준 치료라고 부르는 요법에 명시되어 있지 않은 치료, 즉 아직까지 근거와 효과가 입증되지 않은 치료를 추가하면 곤란하다는 게 병원 측의 입장이지요.

저 역시 병원 간호사로 일했기 때문에 충분히 이해할 수 있습니다.

항암제 치료를 포함한 내과적 치료는 일단 약을 사용하면 그것의 효과를 평가하고 다음 치료 단계를 고민하는 것이 기본입니다. 그러니 병원 입장에서는 환자가 치료 계획서에 없는 것을 요구하면 난감할 수밖에 없습니다.

게다가 다른 치료를 병행할 경우 치료 효과를 데이터로 사용하는 데에도 지장이 생기니, 병원 측은 자신들이 결정한 치료 이외의 방식이 끼어드는 것을 꺼려합니다.

치료 계획의 큰 틀은 개인에 따라 달라지는 것이 아니라 '이 패턴에는 이런 식으로 대응한다' 같은 기본적인 지침을 따릅니다. 여기에 질병의 진행 정도, 환자의 컨디션, 부작용 등을 고려해 구체적인 투여 횟수나 용량을 조절하는 거지요. 대부분의 환자들은 의사에게 질문하거나 반박할 수 있을 정도의 의학 지식이 없으니, 보통은 병원 측에서 제안한 치료 방침을 그대로 받아들일 수밖에 없습니다.

하지만, 환자 입장에서 치료는 그야말로 내 목숨이 걸린 문제잖아요.

숫자나 확률 같은 것은 중요하지 않고, 살 수만 있다면 그것으로 충분하다는 것이 솔직한 심정입니다.

'표준' 치료라는 것은 말 그대로 '시행했을 때 대다수의 사람들에게 효과가 있었던' 치료법이라는 뜻입니다. 그래서 보험 적용이 되는 것이고요. 이 사실을 부정할 생각은 없습니다.

하지만 당사자인 우리 환자들에게 있어 중요한 것은, 얼마나 많은 사람들에게 효과가 있었는지가 아니라 나에게 효과가 있느냐 없느냐입니다.

그렇다고 주치의가 시키는 대로 치료받지 말라는 이야기는 결코 아닙니다.

주치의의 방침대로 치료를 받아 생명을 연장하는 분들도 당연히 많습니다. 괜히 표준 치료가 된 것이 아니라는 뜻이지요. 그것이 모든 사람에게서 최고의 효과를 내지는 않을지언정 잘못된 치료법은 절대 아닙니다.

이 점은 반드시 알아주셨으면 좋겠습니다.

암의 재발과 전이는 분명 무자비하고 냉혹한 현실입니다.

하지만 꾸준히 발전하는 의료 기술 덕분에 재발과 전이를 극복할 수 있는 치료법도 점점 더 많이 개발되고 있습니다.

면역 요법, 분자 표적 치료 등 개개인의 암 특성에 맞는 맞춤 의료도 발전하고 있으며, 이러한 새로운 치료법들이 지금까지 치료되지 않던 암에도 효과를 보이는 경우가 늘고 있습니다. 이 사실을 잊지 마세요. 절대 쉽게 포기해서는 안 됩니다.

또한 암 생존자로서, 저는 치료의 발전뿐만 아니라 삶을 지탱하는 사회적 지원 역시 계속 성장해 나가고 있다고 느낍니다. 이는 암 환자가 평범한 일상생활을 충실하게 영위할 수 있게 도와주지요.

만약 당신이 재발이나 전이 진단을 받았다고 해도, 희망을 버릴 필요는 없습니다. 여전히 할 수 있는 일들은 남아 있습니다. 그러니까 부탁합니다. 포기하지 마세요.

3. 개인의 선택

보완 요법, 특히 여기서 강조했던 고농도 비타민 C 링거 요법이나 약선 요법은, 이미 설명드린 바와 같이 과학적으로 확실한 효과가 입증된 치료법은 아닙니다. 때문에 저는 이 방법이 옳다고 주장하거나 반드시 사용해야 한다며 확산시키려는 것은 아닙니다. 보완 요법의 효과를 개개인이 평가해서는 안되고, 평가할 수도 없다고 생각하기 때문입니다.

과학적 근거, 즉 뚜렷한 확신이나 증거가 없는 것을 하고 싶지 않은 사람에게 권유할 마음은 전혀 없습니다.

근거가 확립된 치료법이라는 말은 효과와 안전성을 과학적으로 입증받은 치료법이라는 것을 뜻합니다. 여러 번의 엄격한 임상 시험을 거쳐 많은 환자들에게 효과적이라는 것이 확인된 치료법이 '근거를 입증한 치료법'이 되는 것이지요.

반면 보완 요법은 표준 치료를 보완할 목적으로 사용되는 치료법입니다. 엄격한 임상 시험을 거쳐 평가된 치료법이 아니기 때문에 근거가 있다고는 할 수 없습니다. 하지만 저는 보완 요법의 효과를 체감한 당사자로서, 개인적 경험이라는 것이 무의미하지는 않으며 존중받을 가치가 있다고 감히 말해봅니다.

정리하자면, 제 책을 보완 요법에 대한 맹신적 설파나 표준 치료에 대한 무조건적 거부로 읽지는 않아주셨으면 하는 바람입니다. 단지 시한부 판정을 받은 후, 보완 요법을 시도하며 9년째 생존해나가고 있는 어느 암 환자의 사례 정도로 받아들여주셨으면 합니다.

암에 걸리면 누구나 한 번쯤은 죽음과 마주하게 되지 않을까요. 직면한 공포와 불안 앞에서, 조금이라도 자신이 할 수 있는 일이 있다면 그것을 실천하고 싶은 것은 당연지사라고 생각합니다.

또한 자신의 몸을 돌보는 일이나 치료 과정에 적극적으로 참여하는 것은 '자기 효능감'을 향상시킵니다. 이를 통해 환자는 심리적 안정감과 통제감을 가질 수 있고, 일상생활을 편안하고 즐겁게 보낼 수 있게 됩니다. '환자의 의지가 중요하다'라는 말 다들 아시죠? 환자의 회복에 있어 가장 중요하다고 하는 '환자의 의지'를 고취시킬 수 있다면, 그것만으로도 보완 요법에는 긍정적인 영향력이 있다고 생각합니다.

그중에서도 약선은 천연 식재료를 사용하는 자연 요법이기 때문에, 신체에 대한 부담이 거의 없습니다. 또한 전통 요법이며, 오랜 지혜와 경험을 바탕으로 한 역사를 가진 치료법이기 때문에 이를 지지하는 사람들도 많습니다.

그리고 약선 요법은 식사를 통해 건강을 유지하기 위한 방법이므로 특별한 장소에서 특별한 행위를 할 필요가 없기 때문에, 일상생활에 쉽게 적용해 건강을 챙길 수 있다는 점이 매력적이라고 생각합니다. 꼭 항암 치료를 위해서가 아니더라도, 건강에 관심이 있는 분들이라면 '건강식을 챙겨 먹는다'라는 마음으로 한 번쯤 시도해보는 것을 권해드리고 싶네요.

4. 보완 요법은 표준 치료의 적이 아니다

보완 요법은 표준 요법을 보완하는 형태로 도입되는 치료법의 총칭입니다. 표준 치료에 적대적인 것이 아니거니와 표준 치료를 부정하는 것 또한 절대 아닙니다.

보완 요법의 목적은 기존 치료로 인한 부작용을 줄이고 전반적인 건강 상태를 개선하여 삶의 질을 향상시키는 데 있습니다.

예를 들어, 항암 치료로 인한 메스꺼움과 피로를 완화하기 위해 약초 요법이나 침구 요법 등을 도입하는 암 생존자들이 늘어나고 있습니다.

또한 명상, 요가, 아로마 테라피 등도 전문적인 지식 없이 유튜브 등의 무료 정보만으로 쉽게 접근할 수 있는 보완 요법들이고요.

이러한 보완 요법들은 표준 치료의 효과를 부정하거나 방해하려는 것이 아니라, 오히려 표준 치료를 지원하고 보다 편안하게 지속할 수 있게 하려고 시작됩니다.

보완 요법은 단독적으로 쓰이는 것이 아니라 표준 치료와 함께 사용해서 시너지 효과를 내는 치료법이라고 생각합니다.

앞서 언급한 명상이나 요가 이야기를 보시고 그것이 왜 보완 '요법'인지 의문을 품으신 분들이 계실 것 같네요. 구체적으로 말하자면, 명상 및 요가 등은 암 환자의 스트레스와 불안을 해소하고 정신적 안정을 가져다주기 때문에 환자가 치료에 보다 긍정적인 자세로 임할 수 있게 도와준다고 볼 수 있습니다.

또한 침술이나 마사지는 화학 요법이나 방사선 치료로 인한 근육의 뭉침을 완화하고 통증 및 피로를 감소시키는 효과가 있는 것으로 알려져 있으며, 표준 치료에도 방해가 되지 않는다고 합니다.

고농도 비타민 C 링거 요법이나 약선 요법도 마찬가지입니다. 표준 치료로 인한 부작용을 줄이고 환자의 삶의 질을 향상시킬 수 있기 때문에 힘겨운 표준 치료를 받는 중에도 조금은 편안하게 지낼 수 있게 해주고, 치료의 지속에 긍정적인 자세를 가질 수 있게 해줍니다.

보완 요법은 자신의 건강에 적극적으로 관여하는 수단으로서의 역할도 담당하고 있습니다. 표준 치료만으로는 대응할 수 없는 개별적인 요구나 조건을 충족시키기 위해 환자 개인이 자신에게 맞는 보완 요법을 선택하는 것이 부정되어서는 안 된다고 생각합니다.

스스로 치료에 적극적으로 참여하게 되면 치료 동기도 높아질 테고, 이는 치료에 대한 접근이 더 긍정적으로 이루어지도록 작용하지 않을까요?

보완 요법의 적절한 도입은 표준 치료의 과학적 근거에 기반한 접근과 협력하여 통합 의료의 일환으로서 환자의 치료 결과를 향상시킬 수 있다고 생각합니다.

보완 요법에 대한 연구는 현재 진행 중이며, 앞으로는 더 많은 근거가 축적될 전망입니다.

특히 보완 요법이 표준 치료와 어떻게 상호작용하고 어떻게 치료 결과에 영향을 미치는지에 대한 연구가 진행되고 있는데, 이 연구 성과가 확대되어 역할이 보다 명확해진 보완 요법이 표준 치료와 원활하게 연계되는 날을 기대하지 않을 수 없네요.

제5장
저자의 사례
: 남은 시간 1개월? 9년째 생존 중!

Ⅰ. 자기소개

여기까지 제 경험을 바탕으로 여러 이야기를 해보았습니다. 이쯤에서 제가 누구인지, 또 왜 이런 이론을 전개하고 있는지 조금 소개해보려고 합니다.

저는 2015년 자가 검진을 통해 가슴에서 멍울을 발견했습니다. 곧바로 전문가에게 진찰과 검사를 받으니 '유방암(방추세포암)'이 의심된다는 진단과 함께 도쿄 내에 있는 암 전문병원을 소개해주더군요.

방추세포암은 유방암 중에서도 매우 드문 형태의 희귀 암입니다. 연구나 임상 시험 대상이 적어, 제가 처음 암을 진단받고 9년이 지난 현재까지도 치료법이 표준화되지 않은 실정입니다.

이렇듯 제 암은 희귀하고, 진행 초기부터 심각한 통증을 유발했으며, 매우 빠른 속도로 성장하는 유형의 암이었습니다. 암이 너무 빠르게 커진 나머지 암 덩어리가 몸 밖으로 튀어나오는 게 아닐까 걱정될 정도였어요. 그때의 두려움은 지금도 잊을 수 없을 정도로 컸습니다.

그래도 그때까지만 해도 저는 나중에 닥쳐올 시한부 선고 같은 것은 상상도 하지 못했습니다. 단지 '유방암은 수술로 제거하면 낫는다'라고 믿고 싶을 따름이었죠.

유방암이 의심된다는 판정을 받은 날부터, 저는 '울고 있을 시간 같은 건 없다'라는 생각으로 하루도 헛되이 보내지 않고 완치의 길을 향해 나아갔습니다. 수술로 한쪽 가슴을 잃었을 때도 크게 낙담하지 않고 간호사로서 언제쯤 복귀할 수 있을지 일정을 생각하며 긍정적으로 생각했어요.

하지만 퇴원 후 한 달도 채 되지 않아 호흡 곤란이 나타나기 시작했습니다.

날이 갈수록 숨이 점점 더 가빠졌고, 문제의 '그날' 밤에는 가만히 누워 잠을 자는 것조차 할 수 없더군요. 짧고 밭은, 어깨 호흡*이라고 불리는 증상이 이어졌습니다.

뒤이어 왼쪽 등이나 옆구리에도 통증이 느껴지기 시작했습니다. 어딘가 이상하다, 뭔가 일어나고 있다는 생각이 본능적으로 들었습니다.

다음 날 아침 일찍 병원에 갔습니다. 주치의의 지시에 따라 바로 엑스레이를 찍었는데, 왼쪽 폐가 하얗게 보이더군요. 주치의도 저도 예상치 못한 결과에 큰 충격을 받아 한동안 말을

---

*   肩呼吸. 노력 호흡의 일종으로 호흡 곤란이 극심한 상태에서 호흡근을 최대로 활용하기 위해 어깨를 들썩이며 호흡하는 것.

꺼내지 못했습니다.

당연히 그 자리에서 긴급 재입원을 했고, 저는 산소 호흡기를 단 채 병상에 누운 '말기 암 환자'가 되었습니다.

그날 저는 여러 가지 검사를 받았습니다. 정밀 검사 결과 이미 암세포가 폐, 흉막 등 여러 곳에 전이된 것으로 확인되었습니다. 호흡 곤란은 흉막 파종으로 인해 흉수가 차고, 폐가 부풀어오르지 않게 되어 나타난 증상으로 밝혀졌습니다.

수술 후 병리 검사도 '긴급' 의뢰로 속히 진행되었습니다. 검사 이튿날, 저는 '방추세포암'으로 확정 진단받았습니다.

원발성 유방암이 방추세포암이라면 우선 수술 이후에는 더 효과적인 치료법이 없고, 게다가 제가 진단받은 것은 삼중음성이라는 매우 나쁜 유형의 암이었기 때문에 의사로부터 당시로서는 확립된 치료법이 없다는 설명을 받았습니다.

또한 "앞으로는 연명 치료와 완화 치료를 받게 되실 겁니다."라는 말을 들었지요.

적극적인 치료 대신 연명 치료와 통증 호전에 더 집중하는 완화 의료 병동(일명 호스피스)에 갈 것을 권유받았고, 앞으로 남은 시간은 1개월 정도라는 최종 진단이 내려졌습니다.

제가 유방암 환자라는 사실을 알게 된 날로부터 2개월도 채

지나지 않았는데, 갑자기 1개월 시한부라니요. 글자 그대로 한순간 나락으로 떨어진 기분이었습니다. 이게 정말 현실일까? 누구에게나 일어날 수 있는 일이 맞나? 라는 생각이 들 뿐, 도무지 저 자신의 일이라고는 실감이 나지 않았습니다.

병실 커튼을 치고 혼자 남겨진 밤이 찾아오자, 그때야 갑자기 불안감이 밀려오더군요. 속절없이 눈물이 쏟아져 나왔습니다.

당시 제가 입원한 병실은 4인실이었기 때문에 차마 소리를 내서 울 수가 없었습니다. 가능한 조용히 울기 위해 노력했지요. 하지만 점차 절망감이 몰려와 그 공포와 외로움을 견디지 못하게 되었고, 나중에 보니 저는 숨이 막힐 정도로 울고 있었습니다.

다시는 이 침대 밖으로 나갈 수 없다, 이대로 집에 돌아갈 수 없게 된다. 머릿속엔 온통 그런 절망적인 생각뿐이었습니다. 권유받은 대로 완화 의료 병동에 가서 침대에 누운 채 내 숨이 멎기만을 기다리면 되는 거구나, 싶더군요. 하지만 저는 그것을 도무지 납득할 수 없었습니다.

하지만 기적이었을까요? 효과가 없을 거라던 항암제가 효과를 보였습니다. 비록 휠체어를 타야 했지만, 침대에서 내려와 집으로 돌아갈 수 있게 된 겁니다!

그 후의 목표는 산소통이 필요 없는 생활이었습니다.

'스스로 마음껏 숨을 쉴 수 있는 것'

정말로 그것만 바랐습니다.

혹시 아시나요? 숨을 제대로 쉴 수 없게 되면 코도 풀 수 없습니다. 하품도, 재채기도 할 수 없습니다. 하다못해 호흡과 관련이 없어보이는 일, 화장실에서 소변을 보는 일마저 힘들어집니다. 저도 겪어보기 전까지는 숨을 크게 들이마시는 것을 의식해본 적이 한 번도 없었습니다. 하지만 숨을 쉴 때 유입되는 산소의 양이 조금만 줄어들게 돼도 오늘 밤엔 누워서 편히 잠들 수 있기를, 눈을 감고 명상을 하다가도 언제든지 다시 눈을 뜰 수 있기를, 이런 소박한 바람이 간절해집니다.

아침에 일어날 때마다 '오늘도 살아있구나'라고 안도하며 감사하는 하루하루가 이어졌습니다.

그리고 그동안 당연하게만 여겼던 것들이 사실은 당연하지 않다는 것을 깨달았습니다. 시간은 무한하지 않으며 인생은 생각보다 짧다는 그 말을, 진심으로 이해할 수 있게 되었습니다.

그리고 한 번뿐인 인생을 마지막까지 후회 없이 살고 싶다는 생각이 간절해졌습니다.

만약 제가 주치의의 권유대로 적극적인 치료를 포기하고

완화 병동으로 옮겨 갔다면, 저는 지금 이 책을 쓰고 있지 못했을 겁니다.

그때부터 지금까지 저는 줄곧 '어머니보다 먼저 세상을 떠나는 불효만은 하고 싶지 않다'라는 생각으로 암과 맞서고 잇습니다.

그때 포기하지 않았기 때문에 저에게는 '지금'이, '오늘'이 계속되고 있습니다.

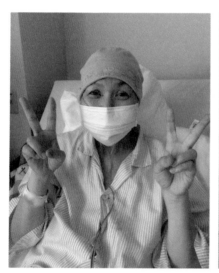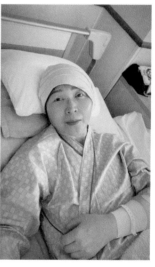

❀ 처음 입원했을 때는 눈앞이 깜깜해지는 것 같았습니다. 하지만 후회 없는 삶을 위해, 생에 마침표를 찍는 그날까지 최선을 다해 내일을 바라보며 살기로 했습니다.

2. 이 책을 쓰려고 한 이유

❶ 포기하지 않으면 길이 있다

저는 SNS를 통해 다른 암 환자분이나 그들의 가족분들과 소통을 하고 있습니다. 온라인 활동을 하다 보면 여러 가지 상담 메시지가 많이 들어옵니다. 치료, 병원, 약, 가족 문제 등 고민은 끝도 없고 다양하지요. 상담을 요청하는 분들의 나이도 사는 지역도 제각각이지만, 대부분 재발이나 전이 판정을 받고 더 이상 표준 치료로는 손을 쓸 수 없다는 진단을 받은 경우가 많았습니다.

저도 한때는 '더 이상 아무런 방법이 없다', '남은 시간은 앞으로 1개월 정도다'라는 말을 들었던 사람으로서, 그리고 시한부라는 절벽 끝에서 이렇게 10년 가까이 살아올 수 있었던 암 생존자로서 저와 비슷한 상황에 처한 분들에게 도움이 될 수 있다는 사실만으로도 기쁘기 그지없습니다. 그래서 온라인 활동을 하기도 하고, SNS 등을 통해서 연락을 주고받기도 하며, 때로는 오프라인에서 직접 만나 조언을 해드리기도 합니다.

저는 암 환자분들을 만나면 꼭 이 말을 하고 있습니다.

"절대 암 따위에 쉽게 목숨을 뺏겨서는 안 됩니다."

이는 곧 "내 삶의 주도권을 암에 넘겨서는 안 된다."라는 마음을 담은 말입니다.

저는 '내가 비록 암 환자일지라도, 주도권은 암이 아닌 내 손 안에 있다'라는 생각을 믿어 의심치 않습니다.

이런 마음이 없었다면 저는 지금까지 살아올 수 없었을 겁니다. '암이 원하는 대로 내 삶이 끌려가도록 내버려둬서는 안 된다'라는 생각이야말로 제가 암과 싸우는 동안 제 정신을 단단히 무장시켜준 훌륭한 갑옷이었다고 생각합니다.

상담을 하다 보면 많은 분들이 포기하고 싶다는 이야기를 합니다. 그럴 때면 처음 전이 판정을 받았을 때의 제 모습과 그날의 감정들이 겹쳐집니다.

그런 감정을 애써 외면할 필요는 없다고 생각합니다. 일단은 받아들여야 합니다. 슬픔을 인정하고 마음껏 울어도 괜찮습니다.

울고 또 울고, 한없이 쏟아낸 후에야 '울어도 어쩔 수 없다'라는 깨달음이 찾아오거든요. 그때부터는 갈림길에 서게 됩니다.

포기할 것인가, 포기하지 않을 것인가.

포기를 선택하는 사람은 나약한 사람일까요? 아닙니다. 포기 이외에는 선택할 수 있는 것이 없다고 생각하는 사람입니다. 계획은 있지만 무기가 없는 사람입니다.

반면 포기하지 않는 사람은 계획을 성공시키기 위해 무엇을 해야할지 알고, 그것을 위해 도전하고 연구할 수 있는 사람입니다. 무엇이 자신의 무기가 될지 찾아 손에 쥘 수 있는 사람입니다.

자신이 막다른 골목에 서 있다고 느껴질 때, 아무리 발버둥쳐도 현실을 바꿀 수 없을 것 같을 때, 해답이 없는 문제지를 받아 영원히 오답만을 제출할 수밖에 없는 처지에 놓여 있다는 생각이 들 때, 누군들 포기하고 싶지 않겠습니까. 하지만 포기는 언제든지 할 수 있습니다. 제가 처음에 말했지요? 정말로 끝이라고 생각할 때, 할 수 있는 것은 그게 무엇이든지 시도해보고 그래도 달라지는 게 없다면 그때 가서라도 포기는 할 수 있습니다.

하지만 포기하지 않으면 반드시 길이 있습니다.

이것이 제가 가장 전하고 싶은 말입니다.

허탄하게 말해보건대, 제가 지금 자리에 앉아 이 책을 쓰기까지, 그리고 이 책을 쓸 수 있게 해준 '암에 대항할 무기'를 만나 현재에 이르기까지의 여정도 분명 순탄했다고만은 할 수 없습니다. 지금은 망설임 없는 어조로 이 책을 써내려가고 있지만, 저 역시 제가 '암에 대항할 무기'를 찾고 그것이 저를 여기까지 오게 해준 힘이었다고 확신하기까지 상당한 시간과 노력, 비용을 들였지요. 그런 제가 제 생존기를 담아 책으로 내게 된 것은 저와 같은 고민과 좌절, 슬픔을 겪은 분들에게 알려드리고 싶은 것들이 있었기 때문입니다. 그리고 당신에게도 길이 있을 거라고, 그러니 한 번만 더 일어나서 함께 나아가보자고 말하고 싶었습니다.

물론 제가 해온 일이 모두에게 효과가 있는 것은 아닙니다.
그래도 당장 포기밖에는 생각할 수 없는 분들에게, 비록 지금 당신이 바라보는 것이 당신의 생명의 불꽃이 사그라들어가는 순간이라고 할지라도 여전히 당신이 그 불빛을 볼 수 있는 이상, 아직도 할 수 있는 일이 남아있음을 간절히 알리고 싶었습니다.
어떻게 시한부 인생을 극복하고 지금 이 자리에 존재하는가?
주치의조차 포기했을 때, 포기하지 않고 무엇을 했는가?
제가 지나온 길들을 글로 적어두지 않으면 언젠가 이 기억들이 망각의 저편으로 날아가버릴 것 같아서 기록하기 시작한 것이, 지금 한 권의 책이 되었습니다.

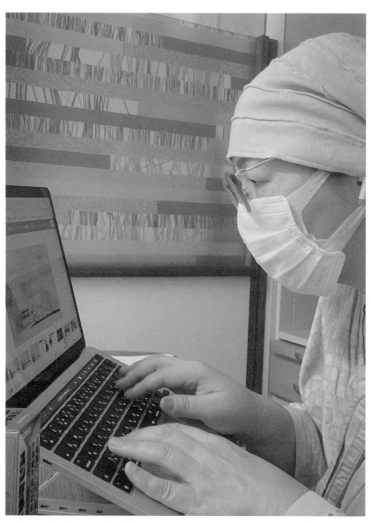

✼ SNS나 블로그 등을 통해 제 이야기를 알리고, 다른 암 환우분들과 소통하고 있습니다. 포기하고 싶은 순간이 온다면, 떠올려주세요. 당신은 결코 혼자가 아닙니다.

'메타 생존자(METAvivor, 메타바이버)'는 META(Metastatic, 전이)와 Survivor(생존자)를 합성한 신조어로, 암 재발 전이 환자 또는 처음부터 4기(원격 전이가 있는) 판정을 받은 암 환자를 뜻합니다. 미국의 유방암 지원 단체에서 만들었지요.

신종 코로나 유행 사태 이전까지, 제 주치의는 반년에 한 번 정도 다과회를 열어주었습니다. 그게 바로 메타 생존자들을 위한 다과회였는데요. 말하자면 암 생존자들이 모여 서로 이야기를 나눌 수 있는 만남의 장 같은 것이었습니다. 그런 모임에 대해 알고 나니, '유방암 환자'라는 호칭에서 느껴지던 위압감이 조금 해소되는 기분이 들었습니다. 이 위압감이란 위화감이나 '벽'이라고도 말할 수 있을 것 같습니다.

"유방암은 조기에 발견하면 90% 이상 완치되는 암입니다."

유방암과 관련해서 이런 말을 들어보셨나요? 틀린 말은 아닙니다. 하지만 이 문장은 결국 다음 질문을 낳습니다.

"그렇다면 조기에 발견하지 못할 경우에는 어떻게 되는 건가요?"

저는 위 문구에 언급된 나머지 10%에 속하지조차 않습니다. 조기 발견이 아니기 때문이지요. 결국은 "유감입니다.", "더 드릴 말씀이 없습니다."라는 말로 귀결되더군요.

참으로 냉정한 말이지요? 그것이 제가 진단 결과와 함께 받은 통보였습니다.

"재발이나 전이의 경우 완치를 기대할 수 없습니다. 앞으로는 생명 연장과 완화를 위한 치료를 받게 되실 겁니다."

이 말은 하나의 거대한 벽이나 산처럼 느껴집니다. '유방암 환자'라는 단어가 벽처럼 와닿는 것과 같아요.

그 당시 제 머릿속에는 비슷한 이미지들이 떠오르고는 했습니다. 갑자기 눈 앞의 땅이 갈라지면서 큰 산이 솟아오르는 이미지였지요. 저는 그 우뚝 솟은 산에 둘러싸여 '암 조기 발견'이나 '초기 암 진단'과는 완전히 다른 세계에 갇혀버리게 된 거예요.

제가 처음 전이 진단을 받은 것이 2015년이라고 말씀드렸지요? 저와 비슷한 시기에 전 여자 프로레슬링 선수 호쿠토 아키라 씨가 유방암을 진단받았습니다. 이제 와 말하지만, 저는 그때 호쿠토 씨의 블로그를 차마 읽을 수 없었습니다.

"이 사람은 수술로 암을 제거하고, 항암제 맞고, 10년 동안 재발 전이가 없으면 그걸로 완치잖아?"라는 생각이 절로 들었거든요(호쿠토 씨, 미안합니다).

반대로 전 아나운서 고바야시 마오 씨의 블로그에 올라온 글은 전부 읽고, 하나하나 댓글도 달았습니다.

"마오 씨, 나도 4기 암 환자예요. 우리 함께 노력해봐요."라는 마음으로 응원하게 되었거든요.

아마 이런 제 모습이 졸렬한 시샘이나 자격지심으로 보이겠지요. 하지만 어쩌겠습니까. 그때는 그게 솔직한 제 심정이고, 진심이었어요.

이런 어둡고 추악한 마음을 토해내며 서로를 이해할 수 있는 곳을 그때는 찾을 수가 없었습니다. 어쩌면 제가 찾지 않았던 것인지도 모르지요. 저조차 인정하고 싶지 않은 음침한 제 모습을 누군가에게 보여주고 싶지 않았던 것 같습니다.

'유방암 환자'라는 같은 이름으로 묶일 수 있다고 해도, 모두 다 같은 처지인 게 아니었습니다. 우리들 재발, 전이 환자들은 그 안에 속하지도 않은 것처럼 느껴졌지요.

유방암이라고 하면 사람들은 '완치되는 암'이라고 생각하고, 또 쉽게 그 말을 하기도 합니다. 가끔은 "낫지 않는 유방암도 있단 말이야!"라고 소리 지르고 싶을 정도였어요. 하지만 지금의 저는 어떻냐고요? 저는 암을 조기 발견하지도 못했고, 전이까지 진행된 메타 생존자로서 비록 현재도 암을 완치하지는 못했습니다. 그래도 저는 아직 살아있습니다. 오늘도 열심히, 하루하루를 살고 있습니다.

메타 생존자 모임인 다과회에 참여하면서, 저는 저와 비슷한 형편인 사람들이 있고, 저를 이해해주고 저와 함께 있어주는 사람들이 있다는 것을 알게 되었습니다. 그 안에서 저는 처음으로 그동안 혼자 쌓아왔던 불편함과 서러움 같은 것들을 토해낼 수 있었습니다.

일단 털어내고 나니, 그곳에 모인 다른 분들도 저와 같은 마음을 느낀 적 있다는 것을 알게 되었죠.

이때부터 우리는 메타 생존자라는 공감대를 통해 깊이 연결되었습니다. 우리는 '완치율 90%'라는 일반적인 유방암 환자의 세계로 넘어갈 수는 없었지만, 주치의와 함께 힘을 내어 조금이라도 더 오래 건강하게 지낼 수 있기를 서로 기원했습니다.

이 다과회를 계기로 저는 메타 생존자들과 교류하게 되었고, 이는 제가 암과 사투하는 동안 매우 든든한 버팀목이 되어주었습니다. 다과회 자리를 마련해 준 주치의 선생님께 항상 진심으로 감사하고 있습니다.

4. 어떻게 질병과 마주해 왔는가
   : 절망 속에서 희망을 바라보다

절망의 먹구름

방추세포암은 일본에서는 0.1% 내외의 극히 드문 암입니다. 진단 당시 제가 "향후 5년 이내 생존율은 어떻게 되나요?"라고 물었을 때, 주치의는 선뜻 대답조차 하지 못했습니다. 그 정도로 표본 자체가 드물기 때문이었습니다. 암 전문병원의 유방외과 의사라도 평생 한두 명 정도 만날까 말까 할 정도로 희귀한 유형이라고 합니다.

몇 년을 더 생존할 수 있을지 상상하는 것조차 불가능할 일로 보였습니다. 일단은 다음 치료일까지 무사히 보내는 것에 집중해야 했지요.

그리고 매년 PET-CT 검사 결과를 하나의 단서로 삼아, 1년에 한 번씩 '1년만 더 버티면 괜찮아질 거야'라며 저도 미래를 기대할 수 있다는 생각을 되풀이해왔습니다.

주치의가 출력해주는 영상진단부의 검사 결과 보고서가 제1년간의 노력에 대한 상장처럼 느껴졌지요.

그래도 2년 후, 3년 후에도 살아있으리라는 전제는 좀처럼 할 수 없더군요. 지금도 여전히 1년 정도 이상은 상상도 계획도 하지 않고 살아가고 있습니다.

그만큼 제 머리 위에 드리운 '방추세포암'이라는 먹구름은 거대한 거였죠.

내일은 해가 뜬다

하지만 한편으로 저는 조금씩 변화해 갔습니다. 3년까지는 정말 더 살 수 없을 거라고 생각했는데, 어느 순간 제가 이미 3년의 생존 기간을 넘겼더라고요. 그것을 깨닫고 나니 앞으로 5년까지도 더 살아볼 수 있지 않을까라는 희망을 생각하게 되었고, 5년까지만 더 버티면 도쿄 올림픽도 볼 수 있겠지? 하며 점점 더 당당하게, 더 먼 내일을 바라보게 되었죠.

그 무렵 교토대학병원이 세계 최초로 IPS 세포로 신경 세포를 만들어 뇌에 이식했다는 발표가 있었습니다. 파킨슨병 환자들이 오래도록 기다려온 희소식이었지요. 그것을 보자 문득 이런 생각이 들더군요. 암 치료는 앞으로 어떻게 발전해 나갈까? 감히 내가 짐작할 수조차 없이 진보해나가겠지?

그때까지 살아있기만 하면, 언젠가는 방추세포암을 완치할 새로운 치료법이 나올지도 모르겠다는 확신이 드는 순간이었습니다.

그렇게 생각하니 계속해서 시간을 벌어야겠다는 각오가 생기더군요. 역시 포기하면 안 된다, 포기하지 않아야 길이 있다는 다짐을 끊임없이 새겼습니다.

당시 제 일기에는 이렇게 적혀 있습니다.

**"다음 검사 때까지 꾸준히, 묵묵하게 하루하루의 루틴을 계속하자.
그 끝에 '말기 암 환자로서 시한부라던 나는 그 후로도 5년을
잘 살아냈다'라고 말할 수 있는 날이 올 것이라고 믿고 싶다."**

제가 기다리던 도쿄 올림픽은 신종 코로나 바이러스로 인한 전 세계적 팬데믹 탓에 1년이나 연기되었습니다. 하지만 그 꿈만 같았던 올림픽을 저는 볼 수 있었지요.

다시는 흰 가운을 입지 못할 거라고 생각했던 때도 있습니다. 하지만 코로나19 백신 접종 업무를 맡으며 간호사로 복귀할 수 있었습니다.

암에 걸린 후 6년간 저는 집과 병원을 오가는 투병 생활을 했습니다. 당연히 다시 일할 수 있을 거라고 생각하지 못했고, 혼자서 일할 자신도 없었습니다.

그런데 연일 TV 뉴스에 '백신을 접종할 간호사가 부족하다'라는 뉴스가 보도되더군요. '이런 국가적 비상사태에 아무런 도움도 되지 않는다면 내가 지금까지 살아온 것이 다 무슨 소용이 있는가? 힘겹게 생명을 연장한 의미가 없다'라는 죄

책감이 들면서 집에 가만히 있을 수가 없었어요.

'지금까지 몇 년이나 일을 하지 못했고 국가에 세금도 내지 않았지만 치료를 받을 수 있었잖아. 이젠 내가 사회에 보답해야 할 때야.' 이런 마음도 들었습니다.

더 이상은 두고만 볼 수 없다는 마음이 강해졌을 때 주치의와 간호사 복귀에 대해 상담했습니다. 의사는 "아직 항암 치료 중이고, 저항력도 약해진 상태이므로 찬성할 수 없습니다."라고 했어요.

하지만 주치의 선생님의 걱정 섞인 만류에도 불구하고 제 마음은 꺾이지 않았습니다. "제가 시한부라는 청천벽력 같은 상황을 이겨내며 지금까지 살아올 수 있었던 것은 바로 이 일을 위해서였다고 생각합니다."라며 제 확고한 결심을 전해드렸죠. 제 의지가 얼마나 굳건한지를 느끼셨는지, 주치의 선생님께서도 결국 복귀를 허락해주시더군요. "하고 싶은 일을 하기 위해서 계속 치료를 받아오신 거죠?"라는 이해의 말과 함께요.

저는 코로나 백신을 접종받았고, 수면과 식사에 더 신경을 쓰며 컨디션 조절에 온 힘을 다 쏟았습니다. 그리고 자위대와 도청에서 2년 동안 백신 접종 간호사로 근무했지요.

일을 하느라 몸이 더 상하지는 않았느냐고요? 아닙니다. 한때 간호사로의 복귀는 꿈도 꿀 수 없었던 제가 다시 한번 "감사합니다."라는 말을 들을 수 있는 위치에 서게 된 일은 오히려 제 몸과 마음을 더 건강하게 만들어주었습니다.

누군가 나를 필요로 한다는 것, 그리고 그들을 위해, 나를 위해 일한다는 것. 즉 자기 효능감이 얼마나 중요한 것인지 확인하게 된 경험이었습니다. '살아도 괜찮아'라며 스스로를 위안하고 용서할 수 있는 기회이기도 했고요.

물론 복작대는 사람들과 교통 체증에 시달려야 했던 출퇴

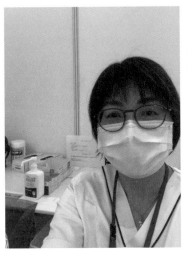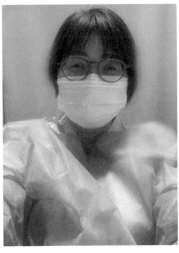

❀ 코로나 백신 접종 간호사로 지원해 다시 한번 흰 가운을 입었을 때, 저는 역시 사람들을 돕는 것이 제 소명이라고 느꼈습니다. 누군가에게 힘이 될 수 있다는 것만큼 기쁘고 감사한 일은 없습니다. 이 책 또한 많은 분들에게 희망과 용기의 불씨가 되어주었으면 합니다.

근이나 길고 고된 업무 시간을 떠올리면 그 시간이 편안했다고는 차마 말할 수 없을 거예요. 하지만 그때 저는 아픈 사람이 아니라 한 명의 간호사였습니다. 다른 사람을 돕고 구하기 위해 일하는 간호사요.

업무 복귀는 제 마음을 다스리는 데 있어 훌륭한 약이었다고 생각합니다. 사람들에게 도움을 주며 즐겁게, 마음 설레며 일할 수 있는 것이 얼마나 중요한 일인지 깨닫게 되더군요.

그렇게 저는 2년 동안 총 1만 1천여 명에게 백신을 접종했습니다. 지금도 그때의 일들을 자랑스럽게 생각합니다.

5. 병원 이야기

제가 다니는 주 병원은 전국 각지에서 찾아온 환자들이 많은 유명한 암 전문 병원입니다. 일본 내 암 치료와 연구의 거점으로서 매우 높은 평가를 받고 있으며, 병리 진단 수준 역시 국내외로 인정받고 있습니다.

사실 수술, 치료를 받을 병원으로 이 병원을 선택한 것은 제가 아니라 제 유방암(당시 방추세포암 의심 단계)을 처음 진단한 병원의 의사였습니다.

방추세포암은 희귀 암이어서 진단도 치료도 어렵기 때문에 처음부터 정확하게 확정 진단을 내릴 수 있는 병원에 가야 한다는 판단이었죠.

그렇게 다니게 된 병원의 병리진단과에 대해 간단히 소개하자면 암의 진단과 분류에 있어 고도의 기술과 경험을 가지고 있고, 병리과에 소속된 의사들 또한 많은 암 사례를 진단하고 있으며, 특히 어려운 사례나 희귀 암 진단에 대해서도 잘 알고 있습니다.

또한 최신 기술과 장비를 활용하여 정확하고 신속한 병리진단을 높은 수준으로 제공할 수 있지요.

그래서 지방 병원에서 암 진단이 어려울 경우, 이 병원에 검체를 보내 진단을 의뢰하는 경우도 적지 않습니다. 특히 희귀 암이나 확진이 어려운 암의 경우에는 이 병원의 의견을 참고하는 것이 표준적인 절차로 이루어지고 있을 정도입니다.

이런 병원이다 보니 당연히 최신 암 치료 정보나 신약의 임상 시험 사례도 많습니다. 환자가 선택할 수 있는 치료의 폭을 넓혀줄 수 있는 거지요.

새로 보험 적용이 된 약에 대한 정보도 가장 빨리 들어오기 때문에 환자들은 치료의 기회가 늘어나는 혜택을 누릴 수 있습니다.

실제로 저 역시 2018년에 보험 적용이 된 약을 사용할 수 있는 대상인지 확인하는 유전자 검사를 제안받은 적이 있습니다.

당시 BRCA1, BRCA2에 유전자에 돌연변이가 있는 진행성, 재발성, 전이성 유방암 환자에게 PARP 억제제인 린파자 (올라파립)라는 분자 표적 치료제를 사용할 수 있게 되었는데, 이 약의 사용 가능성을 확인해보자는 제안이었죠.

검사 결과는 모두 음성이었기 때문에, 그 약은 제게 사용할 수 없다는 아쉬운 결과로 끝났습니다. 하지만 내가 쓸 수 없는 약을 두고 '어쩌면 이 약을 사용할 수 있지 않을까?'라고 고민하고 기대하며 시간을 낭비하지 않을 수 있었던 것은 무척 다행이라고 생각합니다.

6. 치료 내용

주 병원에서 제가 받는 치료는 파클리탁셀과 아바스틴 병용 요법입니다. 쇄골 아래에 만든 CV 포트를 통해 정맥 주사로 약물을 투여하는 방식입니다.

초기에는 1주일에 한 번 치료를 받았고, 영상으로 암이 보이지 않게 된 후부터는 2주에 한 번 간격으로 치료를 받았습니다. 가장 최근 시행한 것까지 세면 총 225번이네요.

이번부터는 제 제안이 받아들여져 3주 간격으로 치료를 받게 되었습니다. 육체적으로도 정신적으로도, 심지어 경제적으로도 훨씬 수월해졌습니다.

항암제 치료를 2주 간격에서 3주 간격으로 바꾸기로 결정하기까지 자그마치 1년의 시간이 걸렸습니다. 아무리 PET-CT 검사 결과가 좋아져도 치료 횟수를 줄이는 것은 역시 좀 불안했거든요.

1년 전, 처음으로 주치의에게 "치료 간격을 2주에서 3주로 바꾸고 싶어요."라고 말했습니다. 당시 주치의는 "원한다면 치료를 잠시 중단해도 괜찮습니다."라는 대답을 돌려주었는데, 제 말의 의도가 제대로 전달되지 않은 느낌이었습니다.

저는 치료를 멈추고 싶었던 것이 아닙니다. 단지 줄이고 싶었을 뿐입니다.

상담 직전에 '영상상으로는 암이 없는 상태'라는 진단을 받았기 때문에, "그런데도 2주 간격으로 치료를 계속 받아야 하는 건가?"라는 생각이 들었거든요.

그 상황에서 주치의의 말은, 실제로 그런 의도는 아니었을

지도 모르겠지만 "아예 그만두거나 이대로 계속하는 수밖에 없다."라는 말처럼 들렸습니다.

저는 그 자리에서 선뜻 결정을 내리지 못하고 좀 더 고민해 보겠다는 말만 남긴 채 병실을 빠져나왔습니다.

지금 돌이켜 보면 저답지 않은 행동이었네요. 분명한 근거도 확신도 없는 상황에서 치료를 줄인다거나 그만두겠다고 결정하는 일은 치료를 계속하기로 선택하는 것보다 어렵더군요.

그래서 1년 동안은 2주 간격으로 계속 병원에 다녔습니다. 속으로는 계속 치료를 줄이는 일에 대해 생각해보았지만, 주치의에게는 따로 말하지 않았지요.

그리고 가끔 자발적인 휴식을 가지며 치료를 건너뛰거나 간격을 벌렸습니다. 그럴 때마다 "역시 3주를 쉬고 돌아왔더니 몸이 편하네요."같은 말을 하며 주치의에게 새로운 판단 근거가 될 수 있을 만한 정보를 전달했지요.

그리고 마침내 지난 달, "그럼 앞으로는 3주 간격으로 치료를 해봐도 될 것 같네요."라는 주치의의 진단을 받아낼 수 있었습니다.

병원에서의 치료는 병의 진행에 큰 변화가 없으면 그냥 일상적으로 하는 것이지만, 혹시라도 제 불규칙한 식습관이나 부주의로 인해 열이 나거나 부상을 입어 치료를 받지 못하게 되는 일이 없도록 일상생활 속에서도 조심히 지내려고 노력했습니다.

병원 방문, 특히나 제가 치료를 받으러 다니는 곳과 같은 대형 병원에 주기적으로 방문하는 일은 건강한 사람들도 힘에 부쳐하는 일 중 하나입니다. 주치의와 약속한 진료 예약 1시간 전에 채혈을 끝내지 않으면 검사 데이터가 늦어지기 때문에 아침 일찍부터 접수 대기 번호를 받기 위해 줄을 서야 하는 등 피곤한 일이 많거든요.

그래도 저는 한때 퇴원하지 못하고 병원에서 생을 마감할지도 모른다는 비참한 입원 생활을 경험해보지 않았겠어요? 이른 아침부터 병원에 가는 일이 아무리 힘들고 피곤할지라도, 외래로 치료를 계속 받을 수 있다는 기쁨이 더 컸습니다.

현재도 제 생활은 항암제 치료를 중심으로 돌아가고 있습니다. 그렇다고 해도 지금까지 치료만 해온 것은 아닙니다.

지난 9년 동안 저는 늘 제 인생의 끝을 바라보며 살아왔습니다. 생명이 얼마 남지 않았을지도 모른다고 생각하니, 하고 싶은 일을 미루지 않고 계속 도전하게 되더군요.

지금 저와 동거하는 두 딸을 제외한 다른 가족들은 해외에 살고 있는데요. 제게 산소 호흡기가 필요 없어진 후, 저는 가족들을 보기 위해 거의 매년 해외에 방문하고 있습니다. 일년에 두 번 정도는 친구들과 국내 여행도 다니고요.

같은 병원의 암 환우들과도 계속 교류하고 있고, 가끔 점심 식사를 같이 하며 서로의 생사와 안부를 확인하기도 합니다.

치료 초기에는 생각도 못한 일이지만, 요즘은 무슨 일이 있으면 치료를 쉬는 용기도 생겼습니다.

병을 잊고 삶을 즐긴다. 그런 날이 올 거라고 예전에는 상상도 하지 못했죠. 하지만 사는 것만이 목적이 아니라, 내가 하고 싶은 일들이 남아있고 그 일을 하기 위해 치료를 받고 있다고 말할 수 있는 사람이 되고 싶었습니다.

7. 현재 건강 상태

마지막 PET-CT 검사 결과는 'Complete Metabolic Response'였습니다.

이는 '완전반응(완전관해)'이라는 뜻으로, 체내 모든 대사 활성 종양이 완전히 소실되었다는 소견입니다.

"이게 완치인가요? 아니면 완치라고 생각해도 되는 수준인가요?"라고 주치의에게 물어보니, 엄밀히 말하면 암세포가 완벽하게 0이 아닌 수치도 이 등급 안에 포함되기 때문에, 완치라고까지는 말할 수 없다고 조심스럽게 입을 여시더군요.

게다가 제 경우에는 방추세포암이기 때문에 완전한 원상 복구를 기대하기 어려운 것은 어쩔 수 없는 일입니다.

다만 PET-CT는 영상뿐만 아니라 대사적인 평가도 가능하기 때문에 다른 검사보다 조금 더 신뢰도가 높은 결과를 냅니다.

9년 전 황금 연휴(일본의 골든 위크), 오른쪽 가슴에 시커먼 종양이 발견되어 1개월 시한부라는 선고를 받고도 살아남은 저로서는 이번 결과의 감회가 새롭습니다.

확실히 암 환자가 된 후 많은 것을 포기하며 살아왔습니다. 심지어는 사는 것조차 포기할 뻔한 순간들이 있었죠. 그렇다고 해서 제가 불행했다고 생각하지는 않습니다.

암에 걸린 것은 불행이 아닙니다.

암에 걸려서 희망을 잃는 것이 진짜 불행이라고 생각합니다.

물론 저는 완벽히 건강을 되찾은 것도, 완치 판정을 받은 것도 아닙니다. 여전히 '남은 수명 1개월 시한부에서 9년을 더 살아온' 암 환자지요. 하지만 계속 절망하고 울면서 살아오지는 않았습니다.

말문이 막힐 정도로 충격적인 시한부 선고를 받고, 한동안은 '내일 아침만 오면 된다'라고 생각하기도 했습니다. 그러나 항암제 효과가 나타나고, 흉수가 차츰 줄어들어 산소통으로 공급받아야 하는 산소의 양도 적어지기 시작하자 어차피 울든, 웃든 제 인생의 시간은 똑같이 흘러가는 것이 아닌가라는 깨달음이 찾아오더군요. 그렇다면 남은 내 인생, 기왕이면 웃음으로 채워나가자. 저는 이런 포부를 품었습니다.

지금은 암은 잊고, 보통의 건강한 사람들이 생각하는 '풍요로운 제2의 인생'이라든지 '좋아하는 일을 하며 살아가는 일'도 꿈꾸며 살 수 있을 것만 같습니다.

절망하고 포기하지 않아서 정말 다행이라고 말하고 싶습니다. 항암 치료를 계속 받으면서도 가족들을 만나기 위해 해외를 오가며 생활할 수 있게 되었잖아요.

암에 걸리지 않았다면, 아마 저는 지금도 간호사로서 시간과 장소에 얽매여 체력적으로 힘든 상황 속에서 투덜거리고 불평불만을 내뱉고 있었을지도 모릅니다. 그저 먹고살기 위해 참고 견디며 일하고 있었겠죠.

저는 암에 걸렸기 때문에 '작가'라는 새로운 직업도 가질 수 있게 되었고, 사람들에게 도움을 줄 수 있게 되었으며, 또

세상과 소통할 수 있게 되었습니다. 이렇게 보면, 암 자체는 전혀 불행한 일이 아닙니다.

병이 있어도, 비록 치료를 계속 받아야 하더라도, 그렇게 호화로운 여행까지는 아니더라도, 할 수 있을 것 같지 않은 어느 한 가지를 목표로 삼고 '치료를 위한 매일' 대신 '가치 있는 매일을 위한 치료'를 생각한다면, 그때부터는 '환자인 나'에서 벗어나 다시 '나'로 돌아올 수 있다고 생각합니다.

어느새 저도 환갑을 지났습니다. 60여 년의 인생, 행복한 일이 많았습니다.

제 인생을 쭉 돌아보면, 암은 제 인생을 대표하는 사건이 아닙니다. 그러니 이 책도 '유방암 생존자의 이야기'가 아니라 '유방암을 치료하는 베스트셀러 작가의 이야기'라고 말하는 게 좋을지도 모르겠네요.

8. 인생은 지금부터

치료만을 생각하고 치료가 전부인 삶이라면, 결국 '생존' 그 자체만이 목표가 됩니다.

아무리 참고 견디고 인내하며 치료를 받아도, 최종적으로 '살아남아서 무엇을 하고 싶은지'가 없으면 치료의 동기 부여조차 되지 않습니다.

암을 이기는 것을 목표로 하는 대신, 암에 지지 않고 살아가는 것을 목표로 삼아보면 어떨까요? 암과 맞서면서 하고 싶은 일을 계속해나가는 거예요. 마음을 설레게 하는 인생 설계를 만드는 것부터 시작해보는 게 좋을 것 같습니다.

사람은 자신이 처한 현재 상황 속에서 특별한 문제 없이 계속 살아갈 수 있다면 굳이 변화를 원하지 않습니다. 이것은 본능입니다. 그것도 아주 강력한 본능이지요. 본능을 설득하기 위해서는 마음가짐을 바꿔야 합니다. 이를 위한 3단계를 소개하겠습니다.

❶ 이상적인 삶을 설계한다

앞으로 어떤 삶을 살고 싶은지, 지금 이대로도 괜찮은지 찬찬히 한번 생각해보세요.

어쩌면 앞으로 살고 싶은 삶이 당장은 실현 불가능해 보이겠지요. 하지만 의식이 바뀌면 행동도 바뀝니다. 그렇게 조금씩 이상향에 다가갈 수 있게 됩니다.

❷ 좋아하는 일을 하면서 살기로 결심한다

우리는 좋아하는 일을 할 때 성취감을 느낍니다.

성취감이나 자기 효능감 등을 느끼게 되면 몸 안의 에너지가 높아져 기운도 증가합니다. '긍정의 에너지'라는 말이 괜한 것이 아닌 셈이지요.

그리고 긍정적인 마음으로 좋아하는 일을 하면 타인과의 관계에서 오는 스트레스도 줄어듭니다. 주지했듯이 스트레스는 만병의 근원이며 암에도 악영향을 주거든요. 즉 스트레스로부터 벗어나는 일이야말로 암의 성장과 증가를 막는 일이 아니겠어요?

좋아하는 일을 하며 살면 많은 이점이 있습니다. 우선 좋아하는 일이 무엇인지 먼저 찾아봅시다.

포인트는 '노력하지 않아도 계속할 수 있는 일'입니다.

생각나는 것들을 무작정 노트에 적어보세요. 그럼 그중에서 정말 좋아하는 것이 무엇인지 분명하게 알 수 있을 거예요.

예를 들면 책 읽기, 만화 그리기, 요리, 바느질, 다른 사람의 이야기를 듣는 일, 컴퓨터 등.

내가 좋아하는 것이 무엇인지 알게 되면 그것에 대한 책을 한 권 써보는 것도 추천합니다. 집필 과정을 통해 내가 좋아하는 것에 대한 지식을 체계화할 수 있고, 다른 사람에게 가르칠 수도 있게 되거든요.

❸ 이상적인 미래를 위한 오늘 만들기

1년 후도 좋지만, 2~3년 후의 이상적 삶을 상상해보는 것도 좋은 방법입니다.

그때 어떤 모습이 되고 싶은지, 이를 달성하기 위해 지금 무엇을 해야 하는지 생각하고 행동하면 됩니다.

다만 사람은 금방 잊어버리기 때문에 목표를 적어 눈에 잘 보이는 곳에 붙여놓는 것이 효과적입니다.

조금만 방심하면 '변하지 않는 것이 안전하다'라는 본능에 밀려서 눈을 돌리게 됩니다. 현재의 삶을 유지하기 위해 '변하지 않아도 어쩔 수 없다'라는 마음이 아주 쉽게 되살아나기 때문입니다. 그래서 목표를 자꾸 되새기기 위해 눈 닿는 곳에 붙여놓는 거예요.

참고로 제가 세운 목표는 '해외에 사는 가족을 원하는 시간에 원하는 만큼 만나러 갈 수 있기를'이었습니다.

이것은 몸에 무리가 가지 않는 비즈니스 클래스로 비행기를 탈 수 있는 시간과 장소, 돈의 자유를 얻어야 달성할 수 있는 목표지요.

가족과 함께할 수 있는 시간을 아무런 제약 없이 얻을 수만 있다면, 그 이상은 더 바랄 게 없습니다.

내 인생은 나의 것이다.

저는 암의 지배를 받지 않고, 희망을 하나하나 이루어나갈 수 있는 그런 삶을 살고 싶습니다.

이를 위해 방추세포암 생존 기간 신기록을 세우는 그날까지, 지금처럼 일상적인 일들을 꾸준히 해나가며 살아갈 것입니다.

그리고 좋은 것, 아름다운 것을 많이 보고, 근사한 곳에 가서 맛있는 것을 먹고, 실컷 웃으며, 행복한 나날들 속에서 꾸준한 치료를 받아 면역력을 키워나갈 것입니다.

그것이 내가 할 수 있는 일이고, 나만이 할 수 있는 일이기 때문입니다.

앞으로도 저는 방심하지 않고 담담하게 눈앞의 일들을 해나가겠습니다.

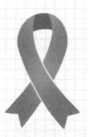

제6장
고농도 비타민 C 수액과
약선이 좋은 이유

I. 항염증 작용

항암제 치료 부작용 중에서도 특히 몸을 힘들게 하는 것이 있다면 바로 염증 유발입니다. 수술, 방사선, 항암제 치료 등 암 치료 과정은 염증 반응을 유발하는 경우가 많습니다.

이는 예를 들어 상처의 통증, 부종, 피부 가려움증이나 발진 증상으로 나타납니다.

또한 약물 치료의 부작용으로, 암세포의 증식을 억제하는 작용이 관절통, 발열 등의 증상을 유발하기도 합니다. 항암 치료는 염증과 떼려야 뗄 수 없는 관계인 셈이죠.

하지만 제가 소개한 고농도 비타민 C 정맥 주사와 항염증 작용이 있는 식재료를 포함한 약선 요법을 통해 이러한 증상을 완화하거나 예방하는 데 도움을 받을 수 있습니다.

제 경우에는, 항암제 치료 부작용으로 열이 난 적도, 관절통이 생긴 적도 없어요.

저와 같은 치료를 받는 사람들이 대부분 겪는다는 손발 저림이나 손톱의 변형도 나타나지 않아서 간호사들이 의아해할 정도입니다.

항암제 치료는 재발 전이에 대한 표준 치료로 널리 채택되고 있습니다. 이는 틀림없는 사실입니다. 이미 혈액이나 림프액의 흐름을 타고 전신에 퍼져 있는 암세포가 있을 때는 일부 암을 제거한다고 해도 소용이 없기 때문에 수술은 적용되지 않습니다.

또한, 초기에 부분적으로 생긴 암의 경우 수술 전 암을 축소시킬 목적이나 차후에 있을 수 있는 재발 및 전이를 방지하기 위한 목적으로 제한적 항암제 치료를 시행하기도 합니다.

이러한 표준 치료를 주축으로 하더라도, 재발과 전이를 일으키는 암은 상당히 끈질기기 때문에 어느 정도 치료 효과가 있었다고 인정하는 시기에 갑자기 다른 곳으로 전이를 반복하는 패턴을 보이기도 합니다. 마치 두더지 잡기 게임 같죠.

전신에 흩어져 있는 암세포를 때려잡기 위해서, 항암제를 혈액에 타 전신에 퍼뜨리는 전신 요법을 사용하는 것은 어쩔 수 없는 일이라고 생각합니다.

항암제 치료는 면역 체계에 상당한 부담을 주는 일입니다. 제가 그 '어쩔 수 없는 불이익'을 무리 없이 진행할 수 있는 상태가 될 수 있었던 것은 평소 식생활을 항암 약선 기반으로 바꾸고, 전신 요법 치료를 받는 날에는 고농도 비타민 C 정맥 주사 요법을 동시(또는 다음 날)에, 항암제 치료와 같은 횟수만큼 시행했기 때문일 겁니다. 요컨대 저는 고농도 비타민 C 정맥 주사로 면역 체계를 지원함으로써 어느 정도 항암제 치료의 효과를 보완할 수 있었다고 생각합니다.

그리고 항암 약선 요법을 꾸준히 시행한 것도 항암제 치료 효과를 높이는 데 기여한 것이 틀림없다고 생각합니다.

약선은 식재료와 조리법을 조합하여 몸의 균형을 맞추고 치유력을 촉진하여 치료 효과를 높이는 것으로 알려져 있습니다.

또한 저 스스로 이러한 대체 요법을 찾고 연구하고 도전하면서 '나는 순순히 암에 당하지 않는다', '나는 절대 암이 원하는 대로 돼주지 않는다'라는 감각을 유지할 수 있었습니다.

표준 치료와 비표준 치료, 어느 쪽이 좋고 나쁘다고 말하고 싶은 것이 아닙니다. 제 경우에는 두 치료법을 모두 병행했기 때문에 9년이나 생명을 연장할 수 있었다는 것 외에는 설명할 길이 없습니다.

그래서 저는 한 번도 항암제를 나쁜 것으로 여겨본 적이 없습니다.

암의 증식을 막고 암세포를 줄이는 것이 최우선인 시기에

는, 효과적이고 예리한 효력을 기대할 수 있는 항암제 치료를
망설임 없이 선택할 것을 지금도 염두에 두고 있습니다.

3. 든든한 서포트 요법

항암제 치료는 현재로서는 암 치료의 핵심입니다. 하지만
그에 따르는 손실도 외면할 수는 없겠지요. 그 부작용과 신체
에 가해지는 부담을 생각하면, 이를 서포트해 줄 대체 요법이
있다는 사실만으로도 매우 든든하게 느껴질 겁니다. 게다가
일반적인 치료는 병원과 의사가 제시한 것을 환자가 수동적
으로 따르는 형식이 되는데, 대체 치료는 나 스스로가 연구하
고 선택하는 과정을 거치잖아요? 이 과정 자체가 '나도 나 자
신을 위해 무엇인가를 한다'라는 맥락에서 긍정적인 성취감
과 동기를 부여해준다고 생각합니다.

표준 치료만 제공하는 병원에서는 좀처럼 이런 과정을 거
칠 기회가 없지요. 주치의의 생각과 판단에 따라 대부분의 것
들이 결정되고, 의료 종사자가 아니면 의학적 전문 용어도 알
아듣기 힘들 테니 대체 어떤 것들을 질문해야 할지조차 쉽게

떠올리지 못할 겁니다.

저처럼 의사의 판단에 의문을 제기하거나, 의사의 제안을 거부하거나, 의사가 권장한 것 외의 다른 치료법을 제안하는 등의 행동을 하며 선뜻 먼저 나설 수 있는 사람은 아마 많지 않겠지요.

물론 저도 주치의의 치료 방침에 반기를 들고 대체 치료법을 도입한 것은 아닙니다.

오히려 주치의가 생각하는 치료 효과의 기대치 이상으로 최대한의 결과를 얻고자 하는 마음에 보험 외의 자비를 들여서라도 대체 요법을 계속하는 것입니다.

이렇게 생각하면 고농도 비타민 C 링거 요법도, 항암 약선 요법도 암 환자가 항암제 치료를 받는 동안 스스로의 의지로 체력을 유지하고 면역력을 높일 수 있는 보조 요법으로 하루빨리 자리매김할 수 있었으면 좋겠습니다.

특히 약선은 정서적인 측면에도 좋은 영향을 준다고 생각합니다.

암 치료는 신체적 부담뿐만 아니라 정신적 부담도 큽니다. 그리고 계절과 체질에 맞는 식재료로 만든 맛있는 식사는 마음을 치유하는 효과가 있지요. 즉 식사를 통해 심신을 다스리고 기력을 재충전할 수 있게 되는 거예요.

이처럼 제가 시도했던 대체 요법들은 치료의 부작용을 줄여주었을 뿐만 아니라 영양 상태와 체력을 유지하고 정신까지 다스려주며, 지금까지 9년 동안 저의 몸과 마음을 건강하게 지켜주고 있습니다.

제7장
고농도 비타민 C 수액 요법의
구체적인 방법

항암 치료 중인 암 환자가 고농도 비타민 C 링거 요법을 도입할 때 중요한 것은, 이 요법을 암 치료의 일환으로서 시행하는 의료 기관을 선택하는 것입니다. 비타민 C 링거 주사는 미용 목적으로 시행하는 경우도 많은데, 이는 암 치료 효과를 기대할 수 있을 만큼의 농도가 아니거든요.

따라서 암의 진행 정도와 치료 상황에 따라 세심하게 진찰한 후 용량을 결정할 수 있는 의사가 필요합니다. '비타민 C 정맥 주사'로 검색했을 때 나오는 의료 기관이라면 어디든 다 좋다는 것은 아니므로, 상단에 보이는 병원이라고 해서 무턱대고 예약을 진행하면 안 됩니다.

비타민 C 링거 주사를 암의 통합 치료법으로 시행하고 있는 병원인지를 반드시 확인하세요.

또한 이 치료는 단기적인 요법이 아니기 때문에 집에서 너무 멀지 않은 의료 기관을 알아보는 것이 좋습니다. 아무래도 기본적인 치료비 외 교통비나 숙박비까지 지불해야 한다면, 생활에 압박이 되어 치료를 계속하기 어려워질 테니까요. 아울러 링거 주사 가격도 의료 기관마다 조금씩 다르니, 오랫동안 치료를 받아도 형편에 무리가 가지 않는 범위 내의 가격대를 고려해서 잘 살펴본 후 결정해야 합니다.

그리고 잊지 말아야 할 중요한 것 중 하나는 의료 기관의 신뢰성입니다. 병의 진행 상태나 환자 개개인의 차도에 따라 치료 방법이 달라질 수도 있는데, 비용을 일괄적으로 선불 청구하는 병원이 있다면 아무래도 신뢰하기 어렵겠지요?

2. 링거 투약의 흐름

참고 사례로, 제가 다니고 있는 병원에서는 어느 정도의 양으로, 어떤 빈도로 치료를 하고 있는지 보여드리겠습니다.

고농도 비타민 C 정맥 주사 요법은 비타민 C를 25g부터 투여하기 시작해 증량해나갑니다. 투여하는 비타민 C의 양은 혈중 비타민 C 농도를 측정하여 결정합니다.

일반적으로 주 2회 주사를 6개월간 지속하고, 이후 경과가 좋으면 주 1회 주사로 6개월, 2주 1회 주사로 1년, 그 이후에는 월 1회 주사를 시행합니다.

비타민 C의 양과 주입 빈도는 병의 상태에 따라 조정

하고 변경합니다.

출처: 하타이 클리닉 홈페이지
http://www.hatai-clinic.com/cancer/

이것이 제가 9년째 다니고 있는 클리닉의 치료 소개입니다. 이것이 꼭 옳은 기준이라고 제시하는 것은 아니며, 클리닉마다 치료 계획이 다르기 때문에 꼭 의사와의 상담을 거친 후 충분히 납득이 되면 시작하시는 것이 좋습니다.

3. 자가 수액 주입

처음 고농도 비타민 C 수액 요법을 시작했을 때 저는 몇 차례 클리닉을 내원하여 수액을 맞았습니다. 그리고 중간부터는 쇄골 밑 정맥에 있는 CV 포트를 통해 스스로 수액을 투여하게 되었어요.

저는 간호사로서 약품의 혼합 주입이나 청결한 조작이 가능하기 때문에 자가 주입도 전혀 문제가 없습니다.

다만, 혹시라도 CV 포트가 막히면 가장 중요한 치료인 항암제 치료를 받을 수 없기 때문에, 자가 수액 주입 200회를 넘긴 지금도 매번 조심스럽게 시행하고 있습니다.

자가 주사의 장점은 일단 병원까지 오갈 필요가 없어진다는 것입니다. 시간과 비용을 절약할 수 있고, 주사를 맞으면서 개인 시간을 활용할 수도 있습니다.

이런 방법 덕분에 이 치료를 9년이나 지속할 수 있었다는 생각도 드네요. 간호사가 아니어도 의사의 지시에 따라 자가 수액을 할 수 있으니, 원하시는 분이 계신다면 주치의와 상담을 해보시는 것이 좋을 것 같습니다. 특히 장기 치료를 원하시는 분들이라면 고려해볼 가치가 있다고 생각합니다.

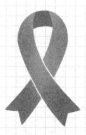

제8장
고농도 비타민 C 정맥 주사 요법의 과제

고농도 비타민 C 정맥 주사 요법은 일반적인 식이 요법이나 보충제를 통해서는 얻을 수 없는 고농도의 비타민 C를 정맥을 통해 직접 투여하는 것으로, 암 치료의 보완적 수단으로 주목받고 있지만 그 효과에 대한 논란 역시 계속되고 있습니다.

즉 보완적인 암 치료의 가능성을 가지고는 있지만, 현재로서 표준 치료의 대안이 될 수는 없다는 뜻입니다. 효과와 안전성에 대한 연구가 아직 진행 중임을 잊지 말아야 합니다.

고농도 비타민 C 요법이 표준 치료를 대체하거나 표준 치료에 추가될 수 있을 만큼의 사례 연구가 진행되려면 앞으로도 상당한 시간이 걸릴 것입니다.

그렇다고 해서, 저희 같은 암 생존자들이 그 긴 시간을 기다려야 할 이유가 있나요?

"더 이상 손쓸 수 있는 방법이 없다."라는 말을 듣는 사람들은, 비록 동물 실험 단계에서만 안전성이 입증되었을 뿐 아직 사람에게 어떤 효과가 있을지 단정할 수 없는 단계의 1상 시험이라 할지라도 그것을 시도해 볼 기회만 있다면 참여하고 싶어할 겁니다.

말 그대로 지푸라기라도 잡는 심정인 것이지요. 임상 시험이 단계적으로 진행되어 결론이 나올 때까지 기다릴 시간도 여유도 없는 것입니다.

다음으로 대체 요법으로서 비타민 C의 효과가 무엇인지, 현재까지 진행된 연구 내용과 함께 간단히 설명하겠습니다.

2. 연구와 증거

❶ 초기 연구

1970년대에 라이너스 폴링(Linus Pauling) 박사가 비타민 C의 항암 효과를 주장하며 말기 암 환자의 생존 기간 연장 사례를 보고했습니다. 이 보고는 다른 논문에서 부정되었고, 널리 알려지지 못했습니다.

❷ 그 후의 연구

2000년대에 이르러 미국 국립보건원(NIH)에서 비타민 C가 암세포를 죽이는 메커니즘에 대한 논문이 발표되었습니다. 비타민 C의 과산화수소 생성 반응이 암세포 사멸을 촉진할 수 있다는 것이었지요. 그리하여 비타민 C의 항암 효과는 다시 주목받게 되었고, 각국에서 연구되기 시작했습니다.

❸ 최근 연구

최근에는 비타민 C가 특정 암세포를 사멸시킬 수 있고, 기존의 화학 요법이나 방사선 치료와 함께 사용하면 그 효과를 높일 수 있다는 사실이 밝혀졌습니다. 특히 비타민 C가 활성산소종(ROS)을 생성하여 암세포에 스트레스를 주고 암세포의 생존을 방해한다는 메커니즘이 연구되고 있습니다.

❹ 효과의 범위와 한계

1) 효과를 기대할 수 있는 경우

일부 임상 연구에서 특정 암(예: 난소암, 췌장암 등)의 진행을 억제할 수 있는 것으로 나타났습니다.

2) 한계점

비타민 C를 암 치료제로서 단독 사용하는 것은 임상 시험 기회를 확보하기 어렵기 때문에, 아직까지 그 효능에 대해서는 확립된 바가 없습니다. 따라서 현 단계에서 비타민 C 요법은 표준 치료의 대안으로 간주되지 않고 있습니다.

또한 치료 효과에는 개인차가 있으며, 일부 부작용 역시 보고되고 있으므로 위험성이 전혀 없다고 할 수도 없습니다.

일반적으로 비타민 C는 고농도에서도 안전하다고 알려져 있습니다. 비타민 C는 수용성이므로 과잉분이 소변으로 빠르게 배출되기 때문입니다. 그래서 알레르기 반응을 일으킬 위험이 낮다고 합니다.

또한 많이들 아시다시피 비타민 C는 과일, 채소 등 자연에 풍부한 영양소입니다. 평범한 식생활 내에서도 어느 정도 꾸준히 섭취하는 성분이기 때문에 신체가 이물질로 인식하는 경우가 드뭅니다.

그럼에도 불구하고, 주지했듯이 부작용이 전혀 없는 것은 아닙니다. 대표적으로 신장 기능이 저하된 사람에게서 요로결석을 일으킨다는 보고가 있습니다. 그 외에도 혈중 비타민 C를 고농도로 만들기 위해서는 보통 정맥 주사를 사용하는데, 이로 인한 혈관염 등의 위험성이 따르기도 합니다.

또한 G6PD 결핍증(일본인에게는 드물고, 여성보다는 남성에게 많음)이 있는 사람은 적혈구가 파괴되는 용혈성 빈혈의 위험이 있어 투여할 수 없습니다. 따라서 반드시 최초 투여 전에 혈액 검사를 통해 적합성을 확인해야 합니다.

4. 실제 임상에서의 사용

현재 고농도 비타민 C 정맥 주사 요법은 일부 클리닉이나 병원에서 보완 요법으로 제공되고 있습니다. 하지만 양심적인 의사라면 단독 사용이 아니라, 우선 표준 치료와 병행할 것을 권유하는 것이 보편적입니다.

만약 표준 치료를 부정하고 자신의 클리닉 치료만으로 반드시 완치할 수 있다고 말하는 의사가 있다면 주의하시는 게 좋습니다.

그런 곳은 치료 메뉴 자체가 코스화되어 있고, 매우 고가인 경우가 많습니다.

치료 효과는 사람에 따라 다릅니다. 개인차가 날 수밖에 없습니다. 기대치를 최대로 높여서 한꺼번에 코스 요금을 지불하게끔 유도하는 곳은 피하시기를 바랍니다.

병의 상태는 계속 변화합니다. 환자의 상태와 병의 경과에 맞추어 생각하는 것이 치료의 기본입니다.

치료를 받을 때는 의사의 설명을 충분히 듣고, 궁금한 점이 있다면 질문해서 의문을 해소하며 적절한 정보를 바탕으로 결정하는 것이 중요합니다.

그리고 가능하다면 치료 중인 선배 암 환자의 조언을 구하는 것이 좋습니다. 경험자로부터 직접 이야기를 들으면 아무래도 더 안심할 수 있으니까요.

제9장
항암 약선의 구체적인
섭취 방법

I. 항암 약선의 기본

이번 장에서는 제가 9년 동안 이어온 항암 약선 생활을 시작하기 위한 기본적인 방법을 소개하겠습니다.

우선 음식은 위를 통해 들어오기 때문에, 만약 위장 상태가 좋지 않다면 항암보다는 위장 정화를 우선시해야 합니다.

또한 우리는 먹는 일을 입으로 음식을 넣어 삼키는 일 정도로 생각하기 쉽지만, 위와 장에서 음식을 소화 흡수하고 항문을 통해 배출하는 데까지가 섭식의 일환이며 이 과정에 소화기관 전체가 관여하기 때문에 변비나 설사 등의 장 기능 문제가 있다면 이 또한 우선적으로 개선해야 합니다.

아무리 좋은 음식이라고 할지라도 위나 장이 좋지 않아 제대로 소화 흡수를 할 수 없다면 충분한 된 효과를 낼 수 없는 것이 당연지사겠지요?

그리고 기·혈·수의 순환을 촉진하는 식단을 지향합니다.

이는 일반 약선에도 기본시되는 것이지만, 항암 약선일 때는 암을 겨냥한 재료를 의식적으로 도입해야 합니다.

균형 잡힌 식사가 기본 전제여야 한다는 것은 말할 필요도 없을 것 같네요.

아마 계획을 세우더라도, 원하는 식재료를 항상 구할 수 있지는 않을 겁니다. 이럴 때는 대체안을 가지고 유연하게 대처해야 막다른 골목에 빠지지 않고 약선을 이어가는 데 도움이 될 것 같아요.

예를 들어, 제 주위 암 환우들 중에는 '백미를 주식으로 삼으면 안 된다'라는 속설을 그대로 믿는 분들이 있습니다. 하지만 이는 사실이 아닙니다.

또 '현미를 먹지 않으면 암을 극복할 수 없다'라고 생각하시는 분들도 있습니다. 이 또한 사실이 아니라고 꼭 말씀드리고 싶습니다. 현미를 먹지 않고 암을 치료한 사람들도 얼마든지 있습니다.

꼭 현미를 먹고 싶다면 가끔 섭취해주는 정도면 충분합니다. 그리고 먹을 때 평소보다 더 천천히, 꼭꼭 오래 씹어 삼키는 것이 좋습니다. 현미 자체는 나쁘지 않지만 소화가 잘 되지 않는다는 단점이 있거든요. 그래서 충분히 씹지 않고 일반식처럼 삼킬 경우 위장에 무리를 줄 수 있습니다.

암 환자들은 그 병의 증상 때문이든 치료 부작용 때문이든 발병 이전처럼 잘 먹을 수 없는 상태인 경우가 많은데, 이때 소화가 잘 되지 않는 음식이 들어오면 아무래도 신체에 부담이 되겠지요?

약선에서는 흔히 백미를 '우루치(うるち, 멥쌀)'라고 부릅니다. 음양론에 비추어 보면 질병에 대한 저항력을 높이고 몸을 튼

튼하게 만드는 양陽의 음식입니다. 저 역시 백미를 주식으로 삼고 있습니다.

꼭 현미의 효능을 느끼고 싶으신 경우, 쌀겨를 프라이팬에 볶아 요리에 섞어 먹으면 현미를 먹은 것과 같은 효과를 볼 수 있으니 시도해보셨으면 합니다.

현미를 발효시켜서 현미 식혜를 만들어 먹는 것도 추천하는 방법입니다.

반찬으로는 제철 채소나 해조류, 단백질 공급원으로는 두부나 해산물을 활용하는 것이 좋습니다.

항암 약선에서는 식재료의 성질과 효능을 살려서 조합하는 것이 중요합니다. 절대 먹어서는 안 된다거나 반대로 꼭 먹어야 하는 음식이 있다는 생각은 하실 필요가 없습니다.

보편적인 범주 내에서 말해보자면 몸을 따뜻하게 하는 식재료인 생강이나 마늘, 자양강장 효과가 있는 식재료인 고구마, 토란, 연근 등의 끈적끈적한 채소를 섭취하는 것이 좋습니다. 가능하면 매일 조금씩, 적극적으로 섭취해보셨으면 합니다.

또한, 약선 요리를 즐기는 요령 중 하나는 계절(제철 음식)과 지역(향토 음식) 등을 활용하는 것입니다. 이런 식으로 접근하면 약선이 단순한 치료가 아닌 즐거운 식생활의 한 부분으로 여겨지게 될 거예요.

현지의 식재료는 그 지역의 기후와 환경에 적응하며 자란 것이므로 몸에 좋은 영양소를 풍부하게 함유하고 있으며, 제철 과일과 채소를 이용한 약선 요리는 그 계절의 기운과 맛을 느끼면서 몸의 균형을 유지하는 데 도움을 줍니다.

그리고 잊지 말아야 할 것은, 약선 요리는 천천히 음미하며 먹는 것이 중요하다는 사실입니다.

이것은 사실 약선뿐만 아니라 건강한 식습관으로서 모두에게 권장되는 부분입니다. 서둘러서 먹으면 소화가 잘 되지 않아 영양소를 효율적으로 흡수할 수 없고, 소화 기관에도 무리가 가거든요.

약선 요리 재료의 효능을 최대한 끌어내기 위해 정성껏 조리하고 천천히 맛보는 것을 잊지 맙시다.

2. 항암 효과가 있는 식재료를 고르는 방법

항암 약선이니만큼 항암 효과가 있는 식재료를 선택해야

겠죠.

여기서는 동네 슈퍼에서도 쉽게 구할 수 있는 식재료 중 항암 효과가 있는 것들을 몇 가지 예로 들어보겠습니다.

먼저 채소 중에는 브로콜리가 있습니다. 브로콜리의 설포라판이라는 성분은 암세포의 성장을 억제하는 효과가 있습니다. 마트에서 신선한 브로콜리를 골라 쪄 먹거나 볶아서 먹으면 효과를 볼 수 있습니다.

다음으로 버섯류도 항암 효과가 있는 것으로 알려져 있습니다. 특히 표고버섯과 잎새버섯에는 면역력을 높여주는 베타글루칸과 항산화 물질이 풍부하게 함유되어 있습니다. 신선한 버섯을 골라 수프나 볶음에 넣으면 비교적 많은 양의 버섯을 섭취하기 쉽습니다.

그리고 베리류가 있습니다. 블루베리나 라즈베리에 함유된 폴리페놀과 안토시아닌은 암세포의 성장을 억제하는 효과가 있는 것으로 보고되었습니다.

베리의 경우, 계절에 따라서는 구할 수 없는 시기가 있을 수도 있습니다. 그럴 때는 냉동 보관해도 괜찮습니다. 손질하지 않은 과일 상태 그대로 먹어도 되고, 스무디로 만들거나 요거트를 뿌려 먹는 등 다양한 방법으로 섭취할 수 있기 때문에 추천드립니다.

또한 오메가3 지방산이 풍부한 어패류도 항암 효과가 있습니다. 특히 연어나 참치는 염증을 억제하는 작용도 합니다.

해산물을 고를 때는 신선한 것이 가장 중요합니다. 섭취 방법은 어떤 것이든 괜찮습니다. 생강이나 레몬즙, 소금 등으로 맛을 내도 좋고, 굽거나 쪄도 좋습니다.

여기까지 슈퍼에서 쉽게 구할 수 있는 식재료 중 항암 효과가 있는 것들을 간략히 소개해보았습니다. 이러한 식재료를 적극적으로 섭취하면 항암제 치료 중인 암 환자의 건강을 지탱해주고 치료 효과를 높일 수 있습니다.

평소 별생각 없이 먹어왔던 식재료도 그 효능을 알고, 뚜렷한 목적 의식을 가진 상태에서 섭취하면 약이 됩니다. 여기서부터 평범한 식사가 약선이 되는 것입니다.

그래서 아는 것이 중요합니다. 적절한 식재료와 조리법을 도입한 약선 요리로 조금이라도 더 편하게 삶의 질을 향상시켜보세요.

항암 치료 중인 암 환자가 자신의 컨디션에 맞는 약선 요리를 즐길 수 있도록, 마트에서 쉽게 구할 수 있는 식재료를 이용한 반찬 레시피를 소개하겠습니다.

이 레시피들은 몸을 따뜻하게 하고 면역력을 높이는 효과가 있으니 기회가 된다면 꼭 한번 시도해보시기를 바랍니다.

❶ 체질 개선에 좋은 인삼과 구기자 수프

재료: 인삼 10g, 구기자 열매 15g, 닭고기 200g, 당근 1개, 양파 1개, 물 1.5L, 소금 약간

만드는 방법:

1. 닭고기와 야채를 먹기 좋은 크기로 썰어 냄비에 넣는다.
2. 인삼과 구기자 열매를 넣고 모든 재료에 물을 붓는다.
3. 중불에서 1시간 정도 끓인다.
4. 소금으로 간을 맞춘다.
5. 그릇에 담아 완성한다.

❷ 면역력을 높이는 표고버섯과 콩 볶음

재료: 표고버섯 200g, 삶은 콩 100g, 마늘 1쪽, 올리브 오일 적당량, 소금 약간, 후추 약간

만드는 방법:

1. 마늘을 잘게 다진 후 올리브 오일에 볶는다.

2. 표고버섯과 콩을 넣고 전체적으로 익을 때까지 볶는다.

3. 소금과 후추로 간을 맞춘다.

4. 그릇에 담아 완성한다.

❸ 몸을 따뜻하게 하는 시금치와 표고버섯 조림

재료: 시금치 1단, 표고버섯 1팩, 생강 1쪽, 육수 400mL, 간
　　　장 2큰술, 맛술 1큰술

만드는 방법:

1. 시금치는 뿌리를 자르고 표고버섯은 돌기를 제거한다.

2. 생강은 얇게 썬다.

3. 냄비에 육수, 간장, 맛술, 생강을 넣고 끓인다.

4. 시금치와 표고버섯을 넣고 뚜껑을 덮어 중불에서 5분 정
　　도 끓인다.

5. 그릇에 담아 완성한다.

❹ 면역력을 높여주는 닭고기 볶음

재료: 닭다리살 200g, 생강 1쪽, 마늘 1쪽, 대파 1줄기, 간장
　　　2큰술, 맛술 1큰술, 참기름 1큰술

만드는 방법:

1. 닭다리살은 먹기 좋은 크기로 썬다.

2. 생강과 마늘은 다지고, 대파는 사선으로 얇게 썬다.

3. 프라이팬에 참기름을 두르고 생강과 마늘을 볶는다.

4. 닭다리살을 넣고 볶다가 색이 변하면 간장과 맛술을 넣는다.

5. 전체를 골고루 섞은 뒤 파를 넣는다. 살짝 볶은 후 그릇에 담아 완성한다.

4. 치료 기간 중의 식생활

항암제 치료 중인 암 환자는 피로감, 식욕 부진, 섭식과 관련한 불편감 등의 부작용을 느끼기 쉽습니다. 이를 극복하면서 약선 요리를 활용한 식사를 즐길 수 있는 방법에 대해 말해보겠습니다.

❶ 섭식 불편감에 대처하기

섭식 관련 불편감이란 메스꺼움, 소화 불량 등의 증상을 말합니다. 이런 증상이 느껴진다면 다음과 같은 방법을 시도해보세요.

1) 음식을 조금씩 나누어 먹는다

한 번에 많은 양의 음식을 섭취하면 위장에 부담을 줄 수 있습니다. 따라서 조금씩, 여러 번에 걸쳐 나누어 먹는 방식으로 소화의 부담을 줄이는 것이 좋습니다. 또한 음식을 꼭꼭 씹어서 천천히 먹으면 포만감을 느끼기도 쉽고, 소화 기관에도 무리가 덜 가게 된답니다.

2) 소화가 잘 되는 식재료를 선택한다

소화가 잘 되고 위장에 좋은 음식을 고르는 것이 중요합니다. 예를 들어 채소(단, 생채소는 소화가 잘 되지 않으므로 살짝 익혀 먹는 편이 좋습니다), 두부, 찜닭 등은 소화가 잘 되는 음식이니 이런 식품을 중점적으로 섭취하는 것을 권유드립니다.

3) 따뜻한 음식을 섭취한다

따뜻한 음식은 위장을 이완시키는 효과가 있습니다. 따라서 수프나 따뜻한 찜 등을 섭취하면 위장의 불편함을 완화할 수 있습니다.

❷ 피로감 해소하기

피로가 쌓이면 몸이 쉽게 피곤해지기 때문에 식사 준비와 섭취가 어려워지게 됩니다. 이를 극복할 수 있는 방법들을 제

시해보겠습니다.

1) 간단한 요리를 선택한다

조림이나 찜 등 조리가 간편한 요리를 선택하면 조리 과정
에서 생기는 피로감을 덜 수 있습니다.

2) 식욕을 자극하는 향을 활용한다

레몬, 허브, 향신료 등이 가진 특유의 향은 식욕을 자극하
는 효과가 있습니다. 식사 전에 향을 즐기면서 식욕을 돋워보
시면 어떨까요?

3) 영양가 높은 식재료를 우선한다

피로로 인해 식사량이 줄어들었다면 영양가가 높은 식품을
우선적으로 섭취하는 것이 중요합니다. 단백질, 비타민, 미네
랄 등이 풍부한 식품을 선택하면 많이 먹지 못하더라도 영양
부족을 예방하는 데 도움이 됩니다.

❸ 식욕 부진에 대처하기

식욕 부진으로 인해 식사를 하는 것 자체가 어려울 수도 있
습니다. 이럴 때는 다음과 같은 방법을 시도해 볼 수 있습니다.

1) 좋아하는 식재료나 요리를 선택한다

식욕이 떨어졌을 때는 식사를 즐길 수 있도록 좋아하는 식재료나 요리를 먹는 것이 중요합니다. 원하지도 않는 음식을 억지로 먹으려고 하면 더 힘들어질 테니까요.

2) 조금씩 나누어 먹는다

많은 양의 음식을 한꺼번에 먹지 말고 조금씩 나누어 먹으면 식사에 대한 부담감을 줄일 수 있습니다. 또한 조금씩 자주 먹다 보면 식사량을 늘리는 데도 도움이 됩니다.

3) 부드러운 음식을 섭취한다

식욕이 떨어졌을 때는 부드럽고 씹기 쉬운 음식을 선택하는 것이 좋습니다. 수프, 포타주, 삶은 채소 등 씹는 횟수가 적고 소화에 부담이 적은 음식을 섭취하면서 식사량을 늘려나가는 것을 권장합니다.

여기까지 피로감, 식욕 부진, 섭식에 대한 불편감 등의 부작용이 있을 때 약선 식단을 통해 대처할 수 있는 방안을 알아보았습니다. 별것 아닌 방법들로 보이겠지만, 조금씩 따라 실천한다면 항암 치료 중에 컨디션을 유지하고 영양을 섭취하는 데 도움이 될 거라고 생각합니다.

항암 치료 중 약선 요법을 도입할 때는 가능한 한 가족의 지지를 받으면서 함께 하는 것을 권장합니다. 동양 의학적인 관점에서도 가족과 함께 식사를 하는 것은 중요하게 여겨지기 때문에, 혼자만 가족들과 다른 음식을 먹기보다는 온 가족이 함께 먹을 수 있는 메뉴에 약선 식재료를 넣는 것이 좋습니다.

특히 저처럼 한 번 시한부 선고를 받은 암 생존자에게는 가족들의 지지가 꼭 필요합니다. 그것만큼 든든한 정신적 버팀목이 또 없거든요. 그러니 가족들과 함께 약선 음식을 먹으면 나 혼자 외롭게 암과 싸우고 있다는 생각에서도 벗어날 수 있을 거예요.

항상 강조되는 부분이라 식상하게 느껴질지도 모르지만, 정신적 안정은 환자에게 있어 매우 중요합니다. 환자가 심리적으로 안정되어야 항암 치료도, 보완 치료도 효과적으로 작용할 수 있다고 생각합니다.

우선 가족들의 이해와 공감이 있어야 환자 자신도 긍정적인 마음을 가질 수 있습니다. 외로움과 고독 속에 있어 삶의 의미나 누군가를 위해 살아야겠다는 간절한 마음이 없는 상태라면 힘든 치료를 이겨낼 힘도 금세 잃게 됩니다.

표준 치료도, 보완 요법도 결국 살고 싶다는 의지가 없다면 아무런 도움이 되지 않을 겁니다.

'항암' 약선이라고 해서 암 환자만 먹는 특별식이 아닙니다. 가족과 함께 약선을 즐길 수 있다면 가족 간의 유대감도 깊어지고, '안심'이라는 마음의 영양도 섭취할 수 있을 것입니다. 가족의 지지가 있으면 환자도 치료에 더 긍정적으로 임할 수 있고요.

가족과의 유대감은 동양 의학적으로도 암 환자의 건강 상태와 치료 결과에 큰 영향을 미친다고 알려져 있습니다. 가족의 애정과 지지가 암 환자의 기의 흐름을 좋게 하고 몸의 균형을 잡아준다고 믿기 때문입니다.

모든 병은 마음에서 비롯된다는 옛말이 있지요? 결코 틀린 말이 아닙니다.

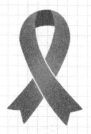

제10장
별책부록
: 병원 밖에서 찾은 힘

I. 생활의 지혜: 호흡 곤란을 완화하는 바람의 힘

제가 암 전이 사실을 알게 된 것은 호흡 곤란 증상이 나타났기 때문이었습니다. 호흡 곤란의 원인은 폐암으로의 전이와 흉막 파종이었지요.

폐를 감싸고 있는 흉막에 암이 퍼져 있는 상태였기 때문에 흉수가 가득 차서 고통스러웠습니다. 숨을 쉴 수가 없었고, 통증이 심해서 '이제 곧 죽는구나'라는 생각이 절로 들 정도였습니다.

바로 입원해서 산소 호흡기를 달고 흉수를 빼냈지만, 그래도 똑바로 누울 수가 없어 침대 머리 부분을 높게 올려두어야 했습니다.

호흡 곤란은 '죽음의 공포'로 와닿습니다. 당장 죽을 것 같은 상태로 겨우 매달린 숨을 부여잡은 채 죽음이 다가오는 것을 지켜보는 것만 같은 기다림의 고통입니다.

집에서 숨이 막혀 괴로워하던 때 제가 소개해드릴 이 방법을 알고 있었다면 조금이나마 편했을 텐데, 아쉬움이 남네요.

만약 갑자기 숨이 막히는데 바로 병원에 갈 수 없는 사정이라도 있다면, 당장이라도 어떻게 하고 싶은데 아무런 방법도 없는 것 같아 막막하게 느껴지겠지요.

그럴 때 시도해볼 수 있는 방법이 있습니다. 갑작스러운 호흡 곤란이 왔을 때 사용할 수 있는 약이 없는 상황이라면, 제가 소개하는 방법을 한 번 따라해 보세요.

이 방법은 바로 '얼굴에 선풍기 바람 쐬기'입니다.

농담이 아닙니다. 진지하게 말씀드리는 거예요.

기분 좋을 정도의 바람을 얼굴에 쐬면 호흡 곤란이 개선된다는 보고 자료도 있다고 합니다.

일본완화의료학회 가이드라인에서도 "호흡 곤란이 있을 때는 실내 온도를 낮추거나, 선풍기나 부채 등으로 얼굴에 바람을 쐬어준다."라고 적혀 있습니다.

아무것도 하지 않는 것, 당장 내가 할 수 있는 일이 없는 것은 공포감을 배가시키는 법이지요.

그러니 혹시라도 호흡 곤란 때문에 괴로운 상황에 직면했다면, 제가 제안한 방법을 떠올리고 실천해보세요.

안 될 것 같고, 의심스러워도 좋으니, 속는 셈 치고 한 번 해보세요. 이 방법이 아무 효과가 없다 한들, 어차피 아무 행동도 하지 않았을 때와 결과는 같잖아요?

해보고 안 되면 어쩔 수 없다는 마음으로, 상황을 바꾸기 위해 시도하는 것만으로도 가치는 충분하다고 생각합니다.

제가 처음 유방암을 발견했을 때 제게는 아직 손주가 없었습니다. 흉수가 많이 줄어들고 암이 거의 사라졌을 때, 그 아이가 찾아왔지요.

첫 손주.

새로운 가족을 맞이하면서, 지금까지 경험해보지 못한 일에 대한 당황스러움과 감동이 동시에 밀려왔습니다. 내 인생에도 아직 의미가 있을지도 모른다는 생각이 들었어요.

"적어도 손주가 세 살이 될 때까지는…"
"손주가 다섯 살이 되는 걸 볼 때까지 건강하게 살고 싶어."

이런 소망을 품고 아이의 성장을 지켜봐 왔습니다. 그것은 곧 "손주가 초등학교에 입학하는 모습을 보고 싶어.", "손주가 입학을 하게 되면 책가방을 사줄 수 있도록 잘 버텨내야지."라는 바람으로 이어졌고, 결국 저는 손주의 초등학교 입학식에 참석하며 소원을 이뤄냈습니다.

손주가 태어났을 때 "언젠가 함께 목욕을 하고, '왜 할머니는 가슴이 하나도 없어?'라는 질문을 듣는 그날까지 열심히 치료받아야지."라며 되새겼던 다짐도 지킬 수 있었습니다.

그 애가 "할머니의 가슴은 꼭 윙크하는 것 같아."라고 말했을 때, 유방암 수술 후 못생겨졌다고만 생각했던 제 가슴이 처음으로 사랑스럽게 느껴졌어요.

저는 손주가 생후 3개월이 되었을 무렵부터 함께 살았습니다. 출산 후 바로 직장에 복귀한 딸을 대신해 누워만 있던 아이가 목을 가누고, 기어다니기 시작하고, 걸음마를 떼는 것을 보며 마침내 어린이집에 갈 수 있을 때까지 가정 보육을 했지요.

아기가 있는 삶, 아기를 돌보는 삶은 흔히 '애정 호르몬'이나 '행복 호르몬'이라고도 불리는 옥시토신의 분비를 활발하게 합니다.

옥시토신은 스트레스 호르몬인 코르티솔의 분비를 억제하여 안정 효과를 가져다 줍니다. 아기를 돌보면서 저 자신도 일상의 스트레스를 해소하고 마음을 차분하게 안정시킬 수 있었던 것 같아요.

보호할 대상이 생기면 병에 걸렸다는 사실을 잊을 수 있게 됩니다.

실제로 제 경우 손주가 태어나면서 살고 싶다는 마음이 커졌고, 치료 의욕도 높아졌습니다. 손주와 함께 보내는 시간이 저를 웃게 하고 행복하게 할 때, 그것이 스트레스 해소와 면역력 향상으로 이어진다는 것을 실감했습니다.

그리고 투병 생활을 하며 소원해졌던 사회적 교류가 손주를 통해 다시 깊어지면서 바깥에 나갈 기회도 많이 생겼고, 몸을 움직일 일도 많아졌던 것 같아요.

손주의 천진난만한 웃음과 놀이, 노래하는 모습 등을 보면 저절로 미소를 짓고 있는 자신을 발견하게 되고는 합니다. 제 아이를 키울 때와는 달리 어딘지 모르게 여유를 가지고 느긋하게 바라볼 수 있다는 점이 신기해요.

제가 약을 먹을 때마다 "내가 크면 할머니 병을 고쳐줄게."라고 말하는 손주보다 제게 더 잘 듣는 약이 어떻게 존재할 수 있을까요.

손주는 지금 제 삶의 이유이자 커다란 버팀목입니다.

시한부 판정을 받았을 때, 물론 많이 힘들었지만 그중에는 기쁜 일도 있었습니다. 제가 시한부라는 소식을 듣자마자 전국에서 달려와 준 친구들이 있었거든요. 비교적 가까이서 지내며 함께 나이 들어온 친구들부터 몇 년 만에 만나게 된 반가운 친구들까지, 하루에도 몇 명씩 연달아, 매일같이 병문안을 와주었습니다.

면회가 너무 많아 어느 날 같은 시간대에 여러 그룹이 방문하게 되었을 때는, 병동 원장님께서 넓은 소파룸을 사용해도 좋다고 말씀해주셨어요.

그때 저는 고농도 비타민 C 정맥 주사를 시작하기 전이었고, 백혈구도 바닥을 치고 있었습니다. 친구들이 면회를 와주어도 제가 1층 커피숍으로 갈 수는 없는 상황이었죠. 그래서 면역력이 떨어지는 저를 위해 마스크를 쓴 채 나타나는 면회객들에게 제가 있는 9층 병동까지 올라와 달라고 부탁할 수밖에 없었어요.

원장님의 허가를 받아 소파룸을 사용하게 된 날, 저는 산소통을 굴리며 이동해서 여러 친구 그룹을 만났습니다. 이런 식으로 다른 그룹이 동시에 면회를 오는 경우 한 그룹은 제 학

교 동창들이고, 한 그룹은 제 전 직장 동료인 식이었으니 각각의 그룹은 서로 모르는 사이였지요. 하지만 처음 만나는 사이더라도 모두가 저라는 공통 인물을 알고 있었고, 저에게 힘이 되기 위해 와주었다는 사실로 연결되어 있었기 때문에 어울리는 것이 어렵지는 않았습니다. 그래서 함께 모여서 다 같이 웃으며 이야기를 나누었죠.

게다가 당시 제가 쓰던 블로그를 다들 읽어주고 있었기 때문에, 실제로는 처음 만나는 사이더라도 누가 누구인지, 저와 어떤 관계의 사람인지 대략적으로는 알고 있는 것 같더라고요. 말하자면 '친구의 친구는 모두 친구'인 상태였습니다.

만약 그때가 코로나 19로 인한 팬데믹 시기였다면 친구는 커녕 가족조차도 면회가 허용되지 않았겠지요. 가능하다고 하더라도 원격 면회나 병상 설명 때 가족이 잠깐 방문하는 정도였을 겁니다. 제가 암에 걸린 시기가 팬데믹 이전이어서 다행이었다고 생각합니다.

외로움은 에너지를 앗아갑니다. 가족을 포함해 누구도 만나지 못한 채 혼자 외로움을 견뎌내는 장면만 상상해도 눈물이 나요. 아니, 상상하고 싶지도 않습니다.

제가 희망을 버리지 않고, 부작용의 고통을 이겨내며 오늘

날까지 열심히 치료받을 수 있었던 것은 저를 소중히 여겨주는 친구들이 곁에 남아 끝없이 응원해준 덕분입니다.

계속 저를 걱정해주고, 말을 걸어주고, 편지나 메일, 라인(메신저) 등으로 연락해주고, 만나러 와주고, 안아주고, 웃겨주고, 함께 울어주고, 재미있는 것이나 병원에서 쓸 수 있는 것들, 저를 편하게 해줄 수 있는 것들을 찾아 보내주었습니다.

고맙다는 말만으로 어떻게 이 감사함을 다 표현할 수 있을까요.

그들이 곁에 있어줬기 때문에, 비록 남몰래 혼자 눈물을 흘리는 날이 있었더라도 마음만큼은 혼자가 아니었습니다.

그래서 지금, 무정하고 불합리한 현실 앞에서도 저는 무력하지 않습니다.

제 친구들이 제게 힘이 되어주었던 것처럼, 저 역시 남은 인생 동안 누군가를 응원하는 삶을 살고 싶습니다.

이 책을 끝까지 읽어주신 분들께 꼭 말씀드리고 싶습니다.

만약 당신이 "더는 가망이 없습니다."라는 말을 들었다고 해도, 당신이 시한부라는 선고를 받았다고 해도, 아직 끝난 게 아닙니다.

당신이 하고자 하는 한, 할 수 있는 일은 여전히 있습니다.

당신이 나아가고자 하는 한, 갈 수 있는 길은 끊임없이 이어집니다.

그리고 그곳에서, 우리가 함께하겠습니다.

| 후기 |

암 환자로서 살다 보면, 가끔은 병원의 주치의가 바뀌기도 하죠. 어떤 의사는 진료에 임할 때 환자인 나 개인이 아니라 내 질병, 증상, 암세포만 보는 것처럼 느껴지기도 합니다.

항암제를 중단하면 암이 늘어난다.
항암제를 줄이면 재발 및 전이 가능성이 높아진다.

혹시 주치의로부터 이런 말을 들으셨나요?
부작용이 너무 심해서 생활에 지장이 가는 지경인데도 항암제 치료를 우선시하는 것은 좋지 않다고 생각합니다.
부작용이 심할 때는 원인이 되는 항암제를 감량하거나 식이 요법 등을 강화하는 것이 좋습니다. 한약을 복용하는 것도

한 방법이고요.

그리고 일상적으로 꾸준히 운동을 하는 것이 중요합니다. 항암제 치료 당일이나 다음 날도 가벼운 유산소 운동을 하면 좋습니다.

이러한 의식이 암의 성장을 억제하는 데 더욱 도움이 될 수 있습니다.

암 치료는 수동적으로만 계속하는 게 아니라, 자신의 면역 세포의 힘을 최대한 활용할 때 더 유리하게 진행될 수 있습니다.

최근 제 지인 중 한 명도 희귀 암의 재발 및 전이로 남은 생이 6개월에서 1년 정도라는 시한부 선고를 받았습니다. 그때는 정말 여기까지인가, 싶었다고 하더군요.

그녀에게는 아직 독립하지 못한 두 자녀가 있었습니다. 그리고 남편의 가정 폭력으로 인해 이혼 조정 중인 때여서, 당장 생을 마감할 수 없는 처지였다고 해요.

그럼에도 불구하고, 그녀는 "더 이상 치료할 방법이 없습니다."라는 의사의 말을 듣자 단지 아이들을 위해 당장 해야만 하는 일들을 정리하고 처리하는 방향으로만 움직이게 되었다고 합니다.

그녀의 말을 들은 저는 가장 먼저 이 말을 들려주었습니다.

"암에 그렇게 쉽게 지면 안 돼요. 암이 당신의 생명을 빼앗아가도록 포기해서는 안 돼요."

그리고 저는 전신 전이로 인해 남은 수명이 1개월이라는 판정을 받았으며, 그 후 꾸준한 치료를 받아 현재 9년이나 생존 중이라는 사실을 밝혔습니다. 그리고 오늘에 이르기 위해 제가 표준 치료에 더해 어떤 노력을 더 해왔는지 모두 상세히 말씀드렸어요.

물론 제가 해온 보완 요법들이 그녀에게 똑같이 효과가 있을지는 알 수 없습니다. 제 방법이 무조건 옳다고, 그것이 특효이고 좋은 방법이라고 강권하고 싶은 것도 아닙니다.

다만, 의사가 말하는 남은 기간만큼만 살 수 있을 것이라고 자신의 삶의 기한을 단정 짓지 말라는 말을 전하고 싶었어요.

저는 이어 "내 삶을 결정하는 것은 나 자신이어야 해요. 그것이 내 최후더라도요. 포기하는 것은 세컨드 오피니언(1차 진단이나 치료 계획에 대한 추가적 의견)을 통해 정말 다른 치료법이 없는지 확인한 뒤여도 늦지 않습니다."라고 말씀드렸습니다.

그녀는 도쿄에 있는 국립암센터에서 세컨드 오피니언을 받기로 결정했고, 주치의와 상의해 예약 절차를 밟은 후 검사자료 등을 준비해 도쿄로 향했습니다. 저도 그녀가 제 친척처럼 여겨져, 그 자리에 동행해 함께 이야기를 듣고 궁금한 점 몇 가지를 그녀에게 물어보았습니다.

세컨드 오피니언의 결과는 '더는 가망이 없다'라던, 그녀가 기존에 다니고 있던 병원의 소견과는 달랐습니다. 그렇습니다. 아직 희망은 제로가 아니었어요.

그래서 그녀는 원래 살던 곳인 지방으로 돌아가 이대로 완화 치료에 들어가는 대신, 세컨드 오피니언에서 들은 방법을 상담해 보기로 했습니다.

그녀는 제가 다니는 고농도 비타민 C 링거 클리닉에도 동행해 그녀의 희망에 따라 함께 진료를 받았습니다.

그녀는 "이런 말기 암 상태에서는 고농도 비타민 C 수액을 맞을 수 없다고 하지 않을까?"라며 걱정했지만, 이런 걱정은 기우에 불과했습니다.

선생님께서도 몇 명의 말기 암 환자들의 사례를 들며 '모든 사람에게 효과가 있는 것은 아니지만, 할 수 있는 일이 아직 남아 있다'라고 말씀해주셔서 저도, 그녀도 안심이 되었습니다.

"이제 완화 치료밖에는 방법이 없습니다."라고 쉽게 시한부 선고를 내리는 의사는, 사실 자신이 아는 방법의 한계에 부딪혀 그런 판단을 내리는 것뿐입니다.

그런 의사들은 대개 보완 요법을 부정합니다. 그 치료법을 배우지 않았고, 시도해보지도 않았으면서, '근거가 없다'라는 한마디로 축약해 부정해버립니다.

물론 효과가 있는지 없는지는 아무도 모릅니다. 하지만 "더 이상 할 수 있는 게 없다."라는 말이 얼마나 잔인한지를 안다면, 시도해볼 수 있는 모든 대체 방안에 대해서도 조금은 생각해주어야 하는 게 아닐까요?

하루하루 죽는 날이 오기만을 기다리는 날들이 얼마나 절망적이고 견디기 힘든 고통의 순간들인지 상상해볼 수 없나요?

병원을 나와 역으로 향하는 길, 그녀가 한 말이 인상적이었습니다.

"지금까지 치료해 오면서 이렇게 긍정적이고 희망적인 진찰은 처음이었어요. 게다가 선생님이 제 눈을 바라보며 진지하고 정중하게 말씀해주시더라고요."

눈을 촉촉이 적시며 말하는 그녀를 보자 저도 가슴이 먹먹해졌습니다.

어쨌든 할 수 있는 일을 하고 싶다는 그녀의 긍정적인 마음이 앞으로의 상황을 바꿀 수 있는 열쇠가 되어주리라고 믿습니다.

그녀도 저도, 앞으로 암이 더 진행될지 완치될지는 아무도 알 수 없습니다.

하지만 이 문제에 정답이나 오답 같은 것은 없습니다.

다만 유일하게 확실한 것은, 포기하면 그냥 그대로 게임 오버라는 것입니다.

그때 해볼 걸 그랬어, 하고 후회하는 날이 온다면 그거야말로 오답이 아닐까요.

어떤 치료도, 어떤 도전도 결과를 장담할 수 없습니다. 잘될 때도 있고, 안 될 때도 있겠지요.

하지만 암을 이기지 않아도 괜찮습니다.

저 역시 암을 이기지는 못했지만, 그래도 이렇게 살아가고 있습니다.

암을 이기는 것을 목표로 하는 게 아니라, 암에 지지 않겠다는 마음으로 암과 '무승부'를 이어가면 됩니다. 그러면 계속 살 수 있습니다. 당신의 생명도 암에 빼앗기지 않을 것입니다.

암을 이기는 것에만 집중하면 체력도 떨어지고, 마음은 엉망진창이 됩니다.

만약 당신이 지금 어디서부터 시작해야 할지 몰라 한 발짝도 나아가지 못한 채 망설이고 있다면, 그 시간을 헛되이 보내지 않았으면 좋겠습니다.

　유명한 말이 있지요. 당신이 살아가는 오늘은 어제 죽은 이가 그토록 바라던 내일이다.

　당신의 내일이 하루라도 더 길고 편안하게 이어지기를 바랍니다.

2024년 8월 길일

Grace 히로

그레이스 히로(Grace ひろ)

1963년 도쿄 시나가와에서 태어났다.
2015년 처음 유방암 진단을 받았으며, 수술을 받고 퇴원한 지 한 달도 채 되지 않아 전신 전이로 인한 1개월 시한부 선고를 받았다.
13년 경력의 간호사로, 코로나-19로 인한 팬데믹 때에는 항암 치료를 받으면서 코로나 백신 접종 간호사로 자원 근무하기도 했다.
현재 9년째 암과 '비기며' 공존 중인 유방암 메타 생존자(METAvivor)로서 희망을 실천하며 살아가고 있다.

◑ 저서
- 『남은 수명 1개월에서 7년 생존 중인 아라환 간호사가 스마트폰 하나로 온라인 창업하기까지』
  https://amzn.to/4Ohw9bY
  12개 부문 베스트셀러 1위
- 『여명 1개월에서 9년 생존 중인 아라환 간호사가 표준 치료 외에 해온 것들』
  일어: https://amzn.to/4h9UJSm
  영어: https://amzn.to/4f1tGXG
  12개 부문 베스트셀러 1위
- 『WHAT IS THIS』(그림책)
  https://amzn.to/4h9mkD8
  6개 부문 베스트셀러 1위

◑ 유튜브 채널
  https://www.youtube.com/@grace5860

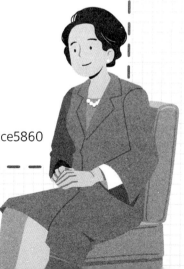

1개월 시한부, 나는 계속 살기로 결심했다

: 9년 차 희귀 암 생존자가 들려주는 암과의 싸움에서 지지 않는 비결

초판 1쇄 발행일 2024년 11월 28일

지은이 그레이스 히로

펴낸이 박영희
편 집 조은별
디자인 김수현
마케팅 김유미
인쇄 · 제본 AP프린팅

펴낸곳 도서출판 어문학사
주 소 서울특별시 도봉구 해등로 357 나너울카운티 1층
대표전화 02-998-0094 **편집부1** 02-998-2267 **편집부2** 02-998-2269
홈페이지 www.amhbook.com
e-mail am@amhbook.com
등 록 2004년 7월 26일 제2009-2호

X(트위터) @with_amhbook
인스타그램 amhbook
페이스북 www.facebook.com/amhbook
블로그 blog.naver.com/amhbook

ISBN 979-11-6905-037-1(03510)
정 가 15,000원